一皿でしっかり栄養がとれる！

70歳からの 1人分レンチンおかず

麻生れいみ

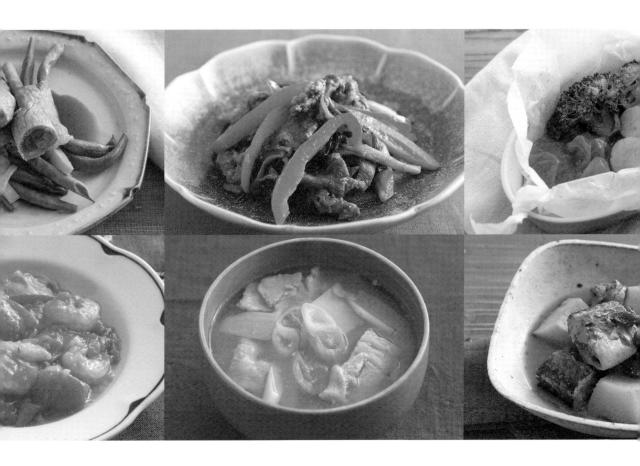

PHP

一皿でしっかり栄養がとれる！
70歳からの1人分レンチンおかず
もくじ

肉

魚

写真／作り方

大豆・豆腐

写真/作り方

卵

写真／作り方

麺・飯

写真／作り方

お菓子

写真／作り方

装幀　朝田春未

イラスト　かたおか朋子

組版　朝日メディアインターナショナル株式会社

撮影　福岡 拓

スタイリング　中嶋美穂

一皿でちゃんと栄養がとれる

　年々食が細くなり、調理する意欲もなくなったと感じることはありませんか？　慢性的な不眠やとれない疲れは、もしかすると低栄養のせいかもしれません。

　人は、1日中安静にしていても、エネルギーを消費するもの。特に以前ダイエットをしていた人は、あまり太らないように、と気をつけているうちに痩せ細り、歩けなくなったり病気が治りにくくなってしまうことが多いようです。

　ご飯だけ、パンだけと炭水化物を中心とした簡単な食事を続けていると、あっという間に低栄養になってしまいます。

　そんなときに参考にしていただきたいのが、1食あたりの「タンパク質」「野菜・海藻・きのこ類」「炭水化物」の目安です。細かい数値よりも"手ばかり"でざっくりとでも毎食意識すると、体は変わってきます。

　本書で紹介するレンチンおかずのレシピは1食で栄養バランスがとれる3つの食材を使い、3つのステップででき、洗い物も最小限の超簡単料理です。手軽に利用できる缶詰なども活用し、健康を手に入れましょう。

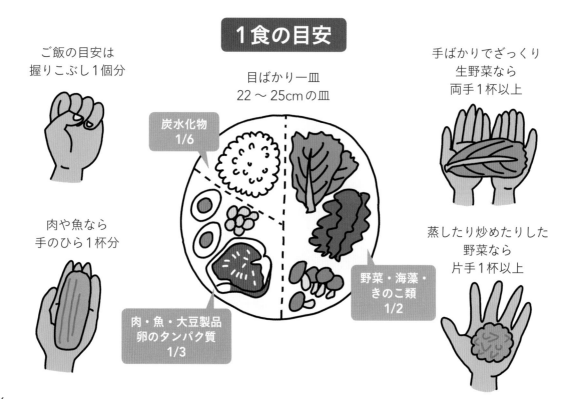

1食の目安

ご飯の目安は
握りこぶし1個分

目ばかり一皿
22〜25cmの皿

手ばかりでざっくり
生野菜なら
両手1杯以上

炭水化物
1/6

肉や魚なら
手のひら1杯分

蒸したり炒めたりした
野菜なら
片手1杯以上

野菜・海藻・
きのこ類
1/2

肉・魚・大豆製品
卵のタンパク質
1/3

低栄養・筋力低下を起こしていませんか？

予防のためにも1日体重1kgあたり1.2〜1.5gのタンパク質をとりましょう。

サルコペニア

（加齢や疾患により筋肉量が低下し、身体機能が低下すること）

①筋肉量の低下

BMI値（P.8参照）18.5未満、もしくはふくらはぎの最も膨らんだ部分が33cm未満（女性）

四肢骨格筋量
5.7kg/㎡未満[※1]（BIA法、女性）
5.4kg/㎡未満[※2]（DXA法、女性）

②筋力（握力）の低下

握力　18kg未満（女性）

③身体機能の低下

歩行速度が1.0m/秒以下

※1 微弱な電流を流し体組成を推定する方法。
※2 2種類のX線を利用して透過率の違いから「骨」「脂肪」「非脂肪」を分析する方法。

フレイル

（運動機能や認知機能が低下し、慢性疾患の影響もあり、心身ともに弱っている状態）

①体重減少　②疲労感　③活動度の減少　④身体機能の低下　⑤筋力の低下（握力の低下）

ロコモティブシンドローム

（骨や筋肉、関節、神経など運動器の障害により立ったり歩いたりなどの移動機能が低下すること）

ひとつでも当てはまれば注意！

①片脚立ちで靴下がはけない
②家の中でつまずいたりすべったりする
③階段を上るのに手すりが必要
④家のやや重い仕事（布団の上げ下ろし等）が困難
⑤2kg程度（1Lの牛乳パック2個程度）の買い物をして持ち歩くのが困難
⑥15分くらい続けて歩くことが困難
⑦横断歩道を青信号で渡り切れない

1日に必要なタンパク質量

あなたの場合

〔体重　　　〕kg×1.2〜1.5＝〔　　〜　　〕g

体重	タンパク質（g）	肉・魚・換算量（g）
100kg	120〜150	600〜750
95kg	114〜143	570〜715
90kg	108〜135	540〜675
85kg	102〜128	510〜640
80kg	96〜120	480〜600
75kg	90〜113	450〜565
70kg	84〜105	420〜525
65kg	78〜98	390〜490
60kg	72〜90	360〜450
55kg	66〜83	330〜415
50kg	60〜75	300〜375

※肉・魚100gのうち約20％のタンパク質が含まれています。小数点は切り上げています。

70歳からは
少し「ふくよか」なくらいがちょうどいい

　日本人女性の平均寿命は85歳を超え、「人生100年時代」といわれるように。しかし、要介護期間は約13年。それは、「太るのが嫌だからあまり食べない」というように、女性にありがちなダイエット志向から抜け出せないせいかもしれません。低栄養状態では、筋力が落ちてしまいます。

　健康寿命を延ばすには、心身の活力が低下した状態「フレイル」を予防し、少しだけふくよかな状態をキープすることが大事なのです。

　自分の体型を確認するには、どうすればよいのでしょうか。
　体格を表す指数「BMI」を確認しましょう。

BMIの計算方法
BMI ＝体重（kg）÷身長（m）÷身長（m）

　例：体重53kg、身長150cmの場合
BMI ＝ 53÷1.50÷1.50＝…＝約23.6

　健康的な食事をする上で目標とするBMIは表の通りです。シニアの場合、ダイエットのやり過ぎは危険です。BMIが18.5未満の人、または6カ月で2〜3kgの体重減少は、低栄養だといえますので、それ以上体重が減らないようにしましょう。

目標とするBMI

年齢（歳）	目標とするBMI（kg/m²）
18〜49	18.5〜24.9
50〜64	20.0〜24.9
65〜74	21.5〜24.9
75以上	21.5〜24.9

※出典：厚生労働省「日本人の食事基準2020年版」

70歳からは良質な栄養を効率よく

　筋肉の主な材料となるタンパク質は特に意識してとることが必要です。タンパク質は肉・魚・大豆製品・卵からバランスよく、バラエティーゆたかに。

　例えば朝は卵、昼は肉、夜は魚を摂取するとバランスよく栄養がとれます。ご飯を玄米・もち麦・雑穀米などにしていく、脂質は青魚を意識するなど。なかなかとれない場合はオメガ3系脂肪酸が豊富な良質な油をとるなど、質のよい油を選びましょう。不足すると免疫低下を引き起こすミネラル、体の酸化を防ぐビタミンは、野菜や海藻・きのこ類からたっぷりと、バランスよく食べるのがコツです。

　調理がおっくうな場合は「サバ缶」「蒸し大豆」「カット野菜」などの市販品も上手に取り入れながら、ラクしてパパッと作れる、これらの「調理の友」を常備しておくのもよいでしょう。

　本書で紹介する1人分レンチンおかずで、ラクなのに栄養バランスはしっかり、味は料亭に負けないおいしさを家庭で手軽に味わってください。

タンパク質はバラエティー
ゆたかな食材からバランスよく

炭水化物は
玄米・もち麦・雑穀米などを活用

脂質は青魚または
オメガ3系の油などを取り入れる

ミネラルを補充して
免疫力アップ

ビタミンで
抗酸化力をつける

レンチンでおいしく仕上げるコツ

切り方は、大きさや厚みを均等に

　食材の大きさや厚みが違うと、電子レンジのマイクロ波の当たり方が不均一になり加熱ムラができます。熱が均一に通るように、肉は厚みをそろえたり、野菜などは形や大きさをそろえて切ります。

お持ちの電子レンジはどちらのタイプ？

ターンテーブルありのタイプ

マイクロ波を横面から放出するタイプです。回転することで、マイクロ波を均一に当ててムラをなくします。

特徴を生かした置き方のポイント

外側に食品を置くことで効率よく温めることができるタイプと、中央に置いたときに最も効率がよく調整されているタイプと、メーカーや機種により違います。
上から熱が来るので、上は火が通りやすく、下は火が通りにくいのが特徴です。

野菜を下に、肉や魚を上にのせると、肉の旨味が野菜にしみこみます。早く火が通るので肉がパサつく場合もあります。

フラットタイプ

マイクロ波を下から放出するタイプです。食材を均一に温め、加熱ムラも少なく仕上がります。

特徴を生かした置き方のポイント

温めるものを中央に置きます。耐熱皿を使うときは、中央をあけずに並べます。センサーが自動的に強弱を判断するので、置き方はこだわりません。下から温まるので、下は火が通りやすく、上は火が通りにくくなります。じゃがいもなど火が通りにくい根菜を下に、肉を上にのせると、肉の旨味が根菜にしみこみます。反対に肉を下、野菜を上にしたほうが時短になる場合もあります。

この本に掲載の料理はフラットタイプで作っていますが、ターンテーブルありのタイプでもおいしくできます。

耐熱袋で作る　レンチンする際、密閉しない

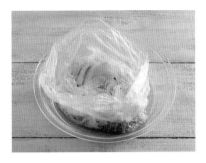

電子レンジでの**煮込み料理**に使えます。耐熱袋の中に食材を入れてもみこんで、手を汚さず、洗い物を増やさずに、そのまま加熱調理、保存することが可能です。電子レンジで使用する場合は袋の口は結びません。袋の中に蒸気がこもると破裂する危険があるため、ふんわり軽くねじるか、畳むだけでOKです。また、直置きはせず、**必ず耐熱容器に置いてから加熱します**。電子レンジ加熱時は耐熱温度が120℃を超えてしまうので、油分の多い食材を避けること。糖分や塩分でも、加熱時間によっては耐熱温度を超えることがあります。

耐熱温度：約120℃

クッキングシートで作る　両端をしっかり包む

電子レンジで包み蒸しなどの蒸し料理に使えます。食材もあけるまで冷めにくく、そのまま食卓に出せて洗い物が減ります。　　**耐熱温度：約250℃**

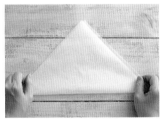

①正方形に切り、折り紙のように三角形に折る。

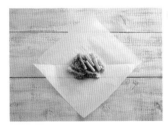

②①を一度開き、真ん中に材料をのせる。

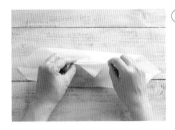

③三角形に折ったクッキングシートの手前と奥の頂点を重ねて持ち、1〜1.5cmの幅に3〜4回折り込む。

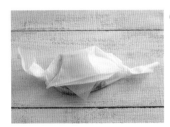

④両端をキャンディー包みのように2回くらいひねる。

耐熱容器で作る　ラップはふんわりとかける

幅広い料理で使用することができます。陶器やガラス製の耐熱容器は、食器としてそのまま食卓に出すこともできます。

耐熱温度：使用容器により違いあり

レンチン調理のポイントと注意点

加熱時間は
100gあたり2分

この本のレシピは600Wの加熱時間を掲載しています。電子レンジは機種によってワット数の設定が違うので、右下の表を参考にしてください。電子レンジは火を使わないので、消し忘れの心配がありません。うっかりしてしまうことが増えるシニアには特におすすめです。

油は風味づけ程度で
充分

食材の水分で調理するので、油分は控えめでも焦げません。油控えめで調理した分、食事から摂取する必要のある「オメガ3系脂肪酸」など、良質な油をとるとよいでしょう。

調味料は
いつもの量の2/3に

電子レンジは 食材の水分で調理ができるので、調味料はいつもの量の2/3と覚えておきましょう。

加熱は1回でOK

作り方は簡単！ ①材料を切る→②入れる（詰める）→③レンチンするで、出来上がり！

加熱後はすぐに取り出す
＆余熱を利用する

電子レンジは加熱が終了したら、すぐに取り出します。そのまま庫内に置くと、余熱による加熱がすすみます。芯まで熱したい、味をしみこませたい場合は レンチン後庫内に置いておきます。加熱が終了すると 食材から水分が出ますが、この水分が旨味になるので、活用します。レンチン後、全体を混ぜることで味が均一になります。

600Wでの加熱時間	500Wでの加熱時間
1分	約1分10秒
2分	約2分20秒
3分	約3分40秒
4分	約4分50秒
5分	約6分
6分	約7分10秒
7分	約8分20秒
8分	約9分40秒
9分	約10分50秒
10分	約12分

本書の使い方

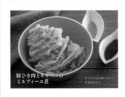

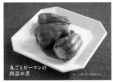

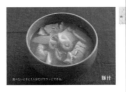

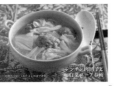

1人分あたりのエネルギー、タンパク質、食物繊維、食塩相当量を掲載。

調理のポイントや食材の栄養情報を掲載。

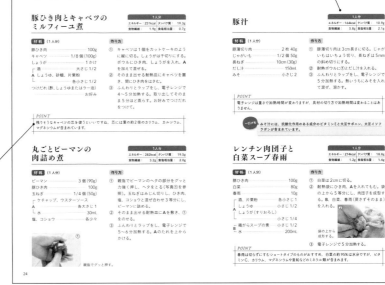

- 大さじ1は15mL、小さじ1は5mL。

- 塩は小さじ1で5g。

- しょうがのすりおろしは生のものをすりおろして使用。

- 高血圧、心臓疾患、アレルギー、その他の疾患で薬を服用している方、食事制限をしている方は主治医に相談してからご利用ください。

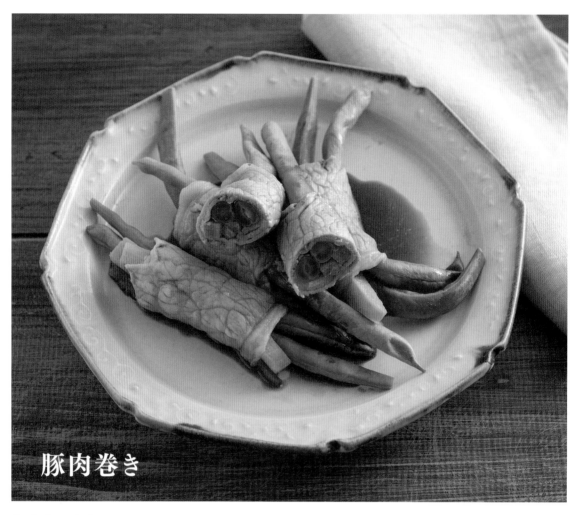

豚肉巻き

免疫力を向上させるβ-カロテンを含むにんじん、エネルギー代謝をスムーズにするビタミンB群を含むさやいんげんを豚肉で巻いて。

豚薄切り肉 ………………………	4枚（80g）
にんじん …………………………	1/2本（75g）
さやいんげん ……………………	8本
A ┌ しょうゆ ………………………	大さじ1
└ 酒、みりん …………	各大さじ1/2

1人分			
エネルギー：	279kcal	タンパク質：	18.5g
食物繊維：	3.5g	食塩相当量：	2.9g

1. 切る

にんじんは皮をむいて幅5mmの短冊切りに切る。さやいんげんはヘタを切る。

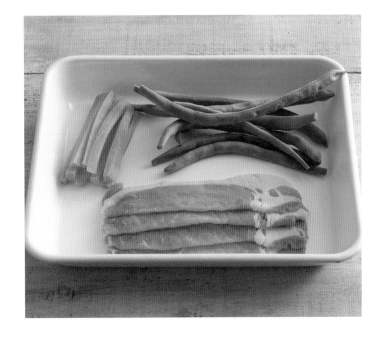

2. 巻く

豚肉を広げ、手前3cmぐらいあけてにんじんとさやいんげん2本をのせ、巻いていく。耐熱皿に巻き終わりを下にして入れ、**A**をかける。

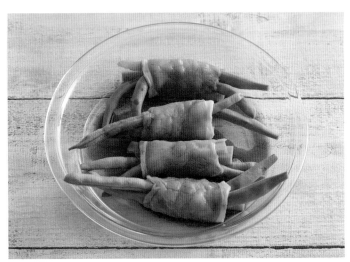

3. レンチン

ふんわりとラップをし、電子レンジで3分30秒加熱する（写真は加熱後、ラップをとったところ）。

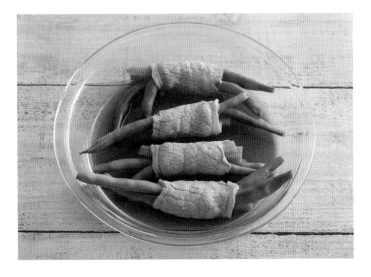

ご飯やサラダにふりかけて
ビタミン・ミネラルアップ

　ちょっとした味のアクセントになる、ふりかけやシーズニングは、電子レンジを使えばすぐにできます。

焼きのりをパリッと

　耐熱皿にのりをのせ、湿気度合いに合わせて1枚につき20秒～1分加熱する。水分がとんで、パリッとした食感が戻る。

ごまを炒る

　耐熱皿にごま大さじ1を入れ、30秒加熱する。親指と人差し指ですりつぶしながらご飯やサラダにふりかける。こうすると、表皮付近に集中しているごまの栄養素が効率よく吸収できる。

削り節やいりこを
香りよく

　耐熱皿に削り節1袋（2.5g）の中身を広げ、かたまりがあったら、フォークなどでつぶして散らし、30～60秒加熱する。カラッと乾いて、香りが立つ。いりこも同じように。

パセリフレークを作る

　パセリ50gを耐熱皿にのせ、ラップなしで5分加熱する。少し置いてからポリ袋に入れてもめば、パセリフレークに。

おやつで
ビタミン・ミネラルアップ

　主食だけで完璧に栄養をとろうとすると、なかなか続かないことも。添加物を使わない手作りおやつならヘルシーですし、電子レンジなら手間がかからず、ラクにできます。

れんこん、かぼちゃなど で野菜チップス

　スライサーで野菜をスライスする。キッチンペーパーなどで水気をよくふいて、クッキングシートを敷いた耐熱皿に重ならないように並べ、3～4分加熱する。しばらく置くとパリパリに。

チーズで チーズせんべい

　スライスチーズは4等分に切る。クッキングシートを敷いた耐熱皿にのせ、ラップはかけずに1分30秒、色づいてくるまで加熱する。お好みで、とろけるタイプでもOK。

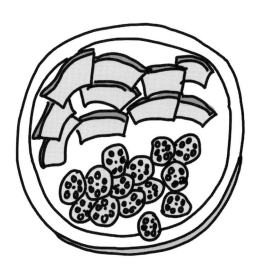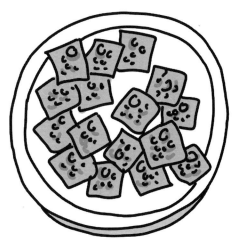

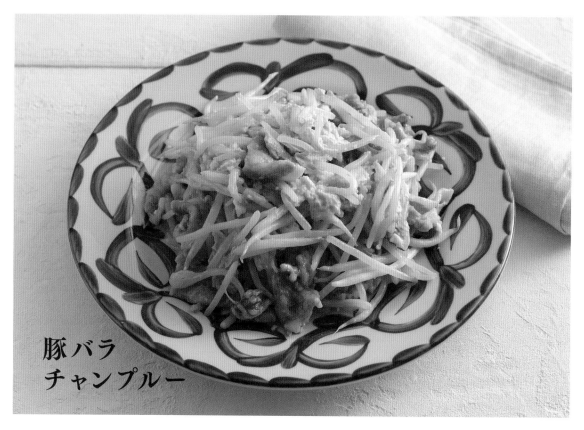

豚バラ
チャンプルー

もやしで蒸すから豚バラ肉もふっくら仕上がる。

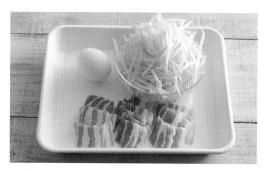

1. 切る・あえる

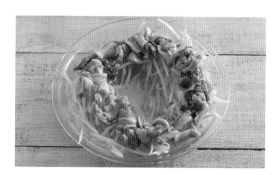

2. 並べる

3. レンチン

作り方はP.20

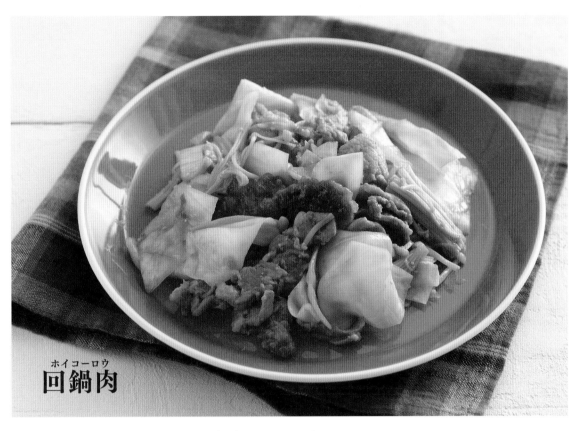

回鍋肉
ホイコーロウ

袋で豚肉をもむのでしっかりと味がしみておいしい。

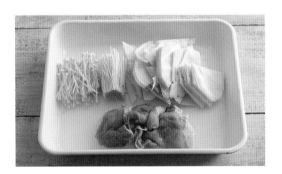

1. 切る

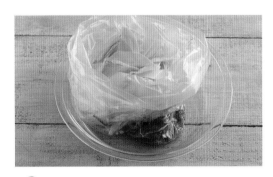

2. 詰める

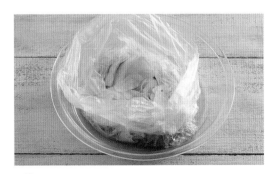

3. レンチン

作り方は P.21

豚バラチャンプルー

1人分			
エネルギー：556kcal	タンパク質：	23.7g
食物繊維：	2.6g	食塩相当量：	2.6g

材料 （1人分）

豚バラ肉 ································· 100g
もやし ························· 1袋（200）g
溶き卵 ······························ 1個分
A ┌ 片栗粉、しょうゆ、ごま油、
　└ 鶏がらスープの素········ 各小さじ1

作り方

① 豚バラ肉は食べやすい大きさに切り、Aとあえておく。

② 耐熱皿にもやしを中央をあけて並べ、上に①をのせる。真ん中に溶き卵を流し入れる。

③ ふんわりとラップをして電子レンジで4〜5分加熱する。ラップを外し、卵を底から返すように混ぜる。

POINT

卵は、熱のあたりが弱い真ん中に置いてください。　ざっくり底から返すように、30秒ほど混ぜるのがコツ。

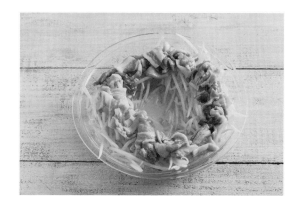

一口メモ もやしに含まれるビタミンCは皮膚の老化を防ぎ、免疫力を高めてストレスを和らげる効果があります。

回鍋肉
ホイコーロウ

1人分	
エネルギー：344kcal	タンパク質： 22.8g
食物繊維： 4.1g	食塩相当量： 2.2g

材料 （1人分）

豚こま肉 ……………………………… 100g
キャベツ ………………… 1/8個（100g）
えのきだけ ……………… 1/4袋（50g）
┌ オイスターソース、ごま油
A ……………………………… 各小さじ2
└ 片栗粉、みそ …………… 各小さじ1

作り方

① キャベツは一口大に切り、えのきだけは根元を切り落とし、半分に切る。
② 耐熱袋に豚肉とAを入れて豚肉をもみ、①を上にのせる。
③ 電子レンジで5分加熱し、混ぜ合わせる。

> POINT
>
> 豚肉はビタミンB群を豊富に含み、その中でもビタミンB$_1$はダントツ。ビタミンB$_1$は、ご飯やパンなどの糖質を体内で燃やしエネルギーへ変えるために必要な栄養素です。

豚肉はどの部位もビタミンB$_1$が豊富

可食部100gあたり

	エネルギー	タンパク質	脂質	ビタミンB$_1$
単位	kcal	g	g	mg
豚かた 脂身つき 生	201	18.5	14.6	0.66
豚かた 皮下脂肪なし 生	158	19.7	9.3	0.71
豚かた 赤肉 生	114	20.9	3.8	0.75
豚かた 脂身 生	663	5.3	72.4	0.2
豚かたロース 脂身つき 生	248	19.3	19.2	0.69
豚ばら 脂身つき 生	366	14.4	35.4	0.51
豚もも 脂身つき 生	171	20.5	10.2	0.9
豚そともも 脂身つき 生	221	18.8	16.5	0.79
豚ヒレ 赤肉 生	118	22.2	3.7	1.32

出典：豚肉のカロリー・栄養素（『日本食品標準成分表2020年版（8訂）』より）

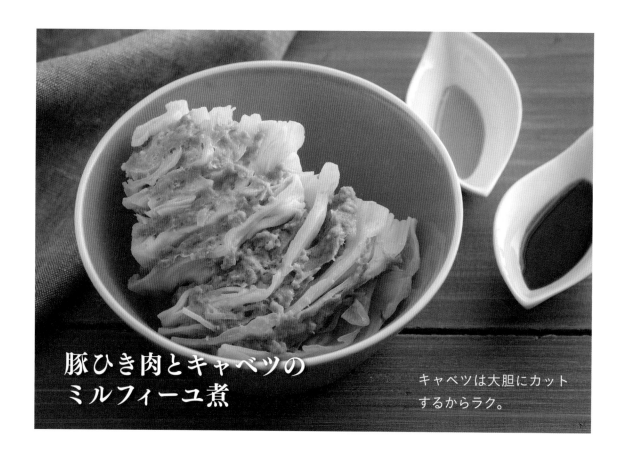

豚ひき肉とキャベツの
ミルフィーユ煮

キャベツは大胆にカット
するからラク。

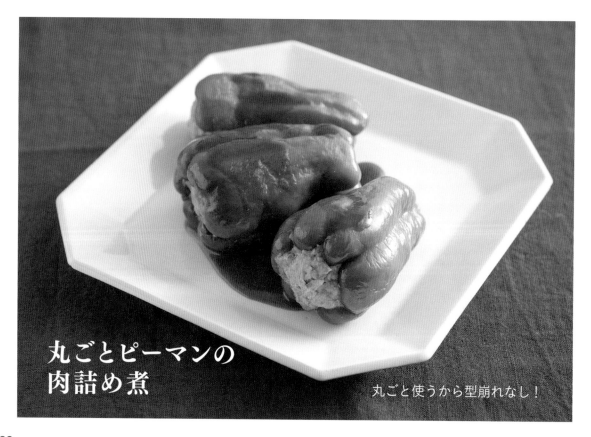

丸ごとピーマンの
肉詰め煮

丸ごと使うから型崩れなし!

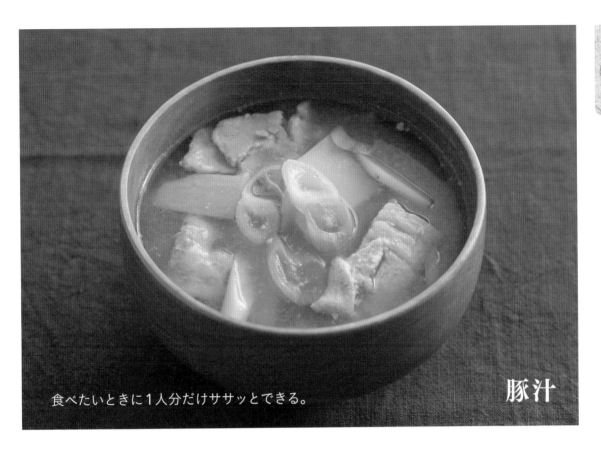

食べたいときに1人分だけササッとできる。

豚汁

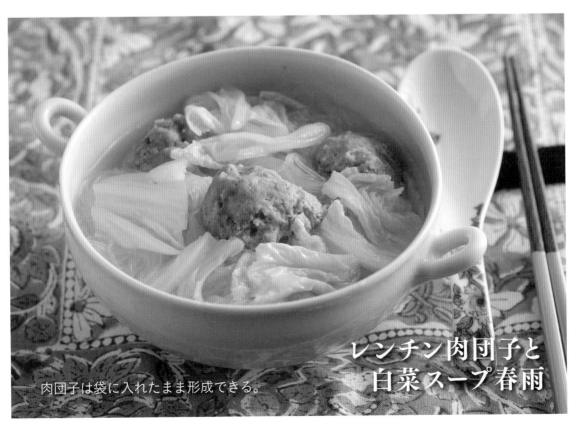

肉団子は袋に入れたまま形成できる。

レンチン肉団子と
白菜スープ春雨

豚ひき肉とキャベツの
ミルフィーユ煮

1人分			
エネルギー：251kcal		タンパク質：	19.3g
食物繊維：	1.9g	食塩相当量：	0.7g

材料 （1人分）

豚ひき肉 ………………………… 100g
キャベツ ………………… 1/8 個（100g）
しょうが ………………………… 1 かけ
┌ 酒 …………………………… 大さじ 1/2
A しょうゆ、砂糖、片栗粉
└ ………………………… 各小さじ 1/2
つけだれ（酢、しょうゆまたはラー油）
………………………………… お好み

作り方

① キャベツ 1 個をカットケーキのように
　縦に切る。しょうがは千切りにする。
　ボウルにひき肉、しょうがを入れ、**A**
　を加えて混ぜる。

② そのまま出せる耐熱皿にキャベツを置
　き、間にひき肉をはさむ。

③ ふんわりとラップをし、電子レンジで
　4～5 分加熱する。取り出してそのま
　ま 5 分ほど蒸らす。お好みでつけだれ
　をつけて。

POINT
残りそうなキャベツの芯を使うといいですね。芯には葉の約 2 倍のカリウム、カルシウム、
マグネシウムが含まれています。

丸ごとピーマンの
肉詰め煮

1人分			
エネルギー：282kcal		タンパク質：	19.5g
食物繊維：	3.2g	食塩相当量：	2.0g

材料 （1人分）

ピーマン ………………… 3 個（90g）
豚ひき肉 ………………………… 100g
玉ねぎ …………………… 1/4 個（50g）
┌ ケチャップ、ウスターソース
A ………………………………… 各大さじ 1
└ 水 ……………………………… 30mL
塩、コショウ …………………… 各少々

作り方

① 親指でピーマンのヘタの部分をグッと
　力強く押し、ヘタをとる（写真①を参
　照）。玉ねぎはみじん切りし、ひき肉、
　塩、コショウと混ぜ合わせ 3 等分にし、
　ピーマンに詰める。

② 食卓にそのまま出せる耐熱皿に **A** を敷
　き、①をのせる。

③ ふんわりとラップをし、電子レンジで
　5～6 分加熱する。**A** のたれを上から
　かける。

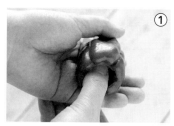

親指でヘタをグッと押す。

24

豚汁

1人分		
エネルギー：164kcal	タンパク質：	10.9g
食物繊維： 5.8g	食塩相当量：	2.1g

材料 （1人分）

豚薄切り肉	2枚 40g
じゃがいも	1/2個 50g
長ねぎ	10cm（30g）
だし汁	150mL
みそ	小さじ2

作り方

① 豚薄切り肉は3cm長さに切る。じゃがいもはいちょう切り、長ねぎは5mmの斜め切りにする。

② 耐熱ボウルに①とだし汁を入れる。

③ ふんわりとラップをし、電子レンジで5分加熱する。熱いうちにみそを入れて混ぜ、溶かす。

POINT

電子レンジは重さで加熱時間が変わりますが、具材の切り方で加熱時間が変わることはありません。

 一口メモ みそ汁には、抗酸化作用のある成分のビタミンEと大豆サポニン、大豆イソフラボンが含まれています。

レンチン肉団子と白菜スープ春雨

1人分		
エネルギー：274kcal	タンパク質：	18.8g
食物繊維： 1.2g	食塩相当量：	1.4g

材料 （1人分）

豚ひき肉	100g
白菜	80g
春雨	10g
A ┌ 酒、片栗粉	各小さじ1
│ しょうゆ	小さじ1/2
│ しょうが（すりおろし）	
└	小さじ1/4
B ┌ 鶏がらスープの素	小さじ1/2
└ 水	200mL

作り方

① 白菜は2cmに切る。

② 耐熱袋にひき肉、**A**を入れてもむ。袋の上から5等分にし、肉団子を成型する。**B**、白菜、春雨（戻さずそのまま）を袋に入れる。

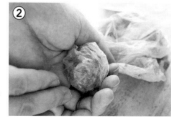

袋の上から成形する。

③ 電子レンジで5分加熱する。

POINT

春雨は切らずにすむショートタイプのものがおすすめ。白菜の約95％は水分ですが、ビタミンC、カリウム、マグネシウムや亜鉛などのミネラル類が含まれます。

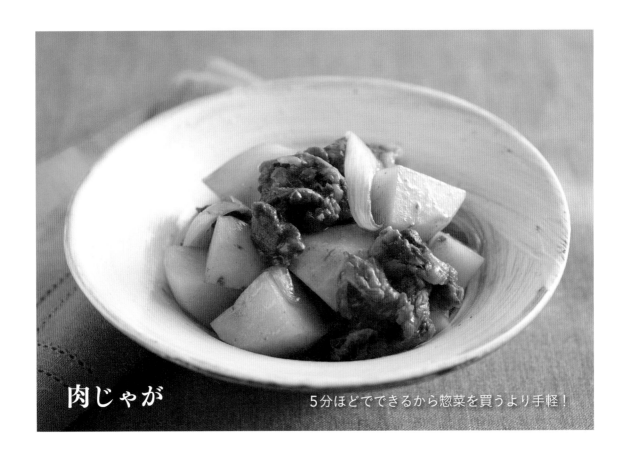

肉じゃが　5分ほどでできるから惣菜を買うより手軽！

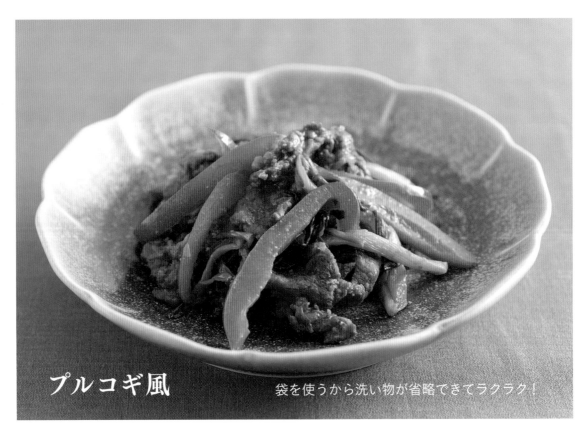

プルコギ風　袋を使うから洗い物が省略できてラクラク！

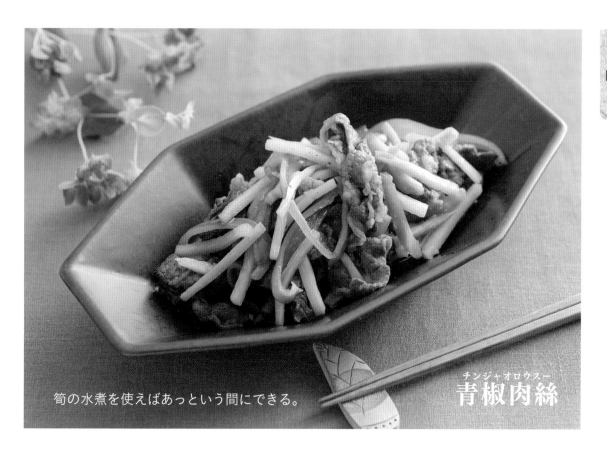

筍の水煮を使えばあっという間にできる。
青椒肉絲
チンジャオロウスー

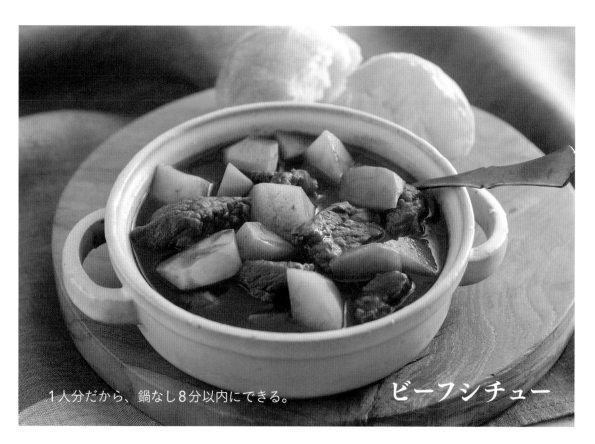

1人分だから、鍋なし8分以内にできる。
ビーフシチュー

肉じゃが

1人分			
エネルギー：270kcal	タンパク質：	12.1g
食物繊維： 9.7g	食塩相当量：	1.8g

材料 （1人分）

牛こま肉	50g
じゃがいも	1個（100g）
玉ねぎ	1/4個（50g）
しょうゆ、みりん	各小さじ2
A 砂糖	小さじ1
ごま油	小さじ1/2

作り方

① じゃがいもは2.5cm角に切り、玉ねぎは薄切りにする。

② 耐熱袋にA、牛肉を入れてもむ。①を入れて軽くもむ。

③ 電子レンジで4〜5分加熱する。そのまま口を閉じて4分蒸らす。

POINT

レンチンの煮物は余熱が大事。 レンジで加熱するのは、強火で煮るようなものです。加熱しきる一歩手前でやめ、冷ましながら残った煮汁を吸わせるのがコツです。煮崩れ防止にも役立ちます。

プルコギ風

1人分			
エネルギー：316kcal	タンパク質：	20.6g
食物繊維： 3.1g	食塩相当量：	2.2g

材料 （1人分）

牛こま肉	100g
小麦粉	小さじ1
ニラ	1/2束（50g）
赤パプリカ	1/4個（70g）
しょうが・にんにく（すりおろし）	各小さじ1/3
A みそ	大さじ1/2
はちみつ、しょうゆ	各小さじ1

作り方

① ニラは5cm長さに切る。パプリカはヘタをとり、幅6mmに切る。

② 耐熱袋に牛肉を入れ小麦粉をまぶし、もむ。Aを加え、軽くもむ。①を入れる。

③ 電子レンジで4〜5分加熱する。

POINT

牛肉には、エネルギー代謝に欠かせないビタミンB群が多く、体の材料となるタンパク質の代謝を促すビタミンB_6、ビタミンB_{12}も含まれています。

青椒肉絲
チンジャオロウスー

1人分	
エネルギー：311kcal	タンパク質： 19.1g
食物繊維： 1.4g	食塩相当量： 1.9g

材料 （1人分）

牛こま肉 ……………………………… 100g
ピーマン ……………………… 1個（30g）
筍（細切りずみの水煮）…………… 30g
A ┌ 酒、オイスターソース、
　│　　しょうゆ、砂糖 …… 各小さじ1
　│ 塩、コショウ、
　│　　鶏がらスープの素 ……… 各少々
　│ 水 ………………………… 大さじ1/2
　└ 片栗粉 ……………………… 小さじ1/2
ごま油 ……………………………… 小さじ1

作り方

① ピーマンはヘタと種を除き、細切りにする。筍はさっと洗って水気を切る。
② 耐熱袋に**A**と牛こま肉を入れて軽くもむ。①を入れる。
③ 電子レンジで3〜3分30秒加熱する。全体を混ぜ合わせ、ごま油をかける。

POINT

シニア世代は健康寿命を延ばすためにしっかりタンパク質をとる必要があるというデータがあります。特に豚肉や鶏肉より鉄分、亜鉛が多いのは牛肉です。こま切れや切り落としでもいいので、積極的にとりましょう。

ビーフシチュー

1人分	
エネルギー：257kcal	タンパク質： 21.2g
食物繊維： 5.3g	食塩相当量： 0.3g

材料 （1人分）

牛肉（シチュー、焼き肉用）……… 100g
じゃがいも ………………… 1/2個（50g）
にんじん ……………………… 1/6本（25g）
A ┌ 水 ………………………………… 150mL
　│ ビーフシチュールーフレーク
　└ … 大さじ1（市販品表示を参考に）

作り方

① 牛肉は3cmに切る。じゃがいも、にんじんは小さめの乱切りにする。
② 耐熱ボウルに**A**、①を入れる。
③ 両端をあけてふんわりとラップをし、電子レンジで7〜8分加熱する。お好みでパンと一緒に食べてもおいしい。

POINT

牛肉に含まれている必須アミノ酸のリジンとメチオニンから合成されるカルニチンは、脂質の代謝を行うミトコンドリアへと脂質を運ぶ働きを持つことから、脂肪の燃焼には欠かせない栄養素です。

一口メモ　ラップは電子レンジ調理の蓋がわりです。ラップのかけ方によって水蒸気で水分量の調整ができます。カレーやシチューなど水分の多い料理のときには、耐熱ボウルの両端5ミリくらいずつあけると、水蒸気が逃げてふきこぼれを防止することができます。

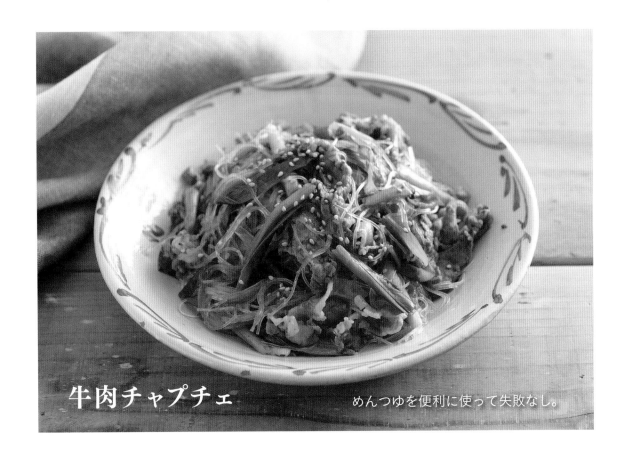

牛肉チャプチェ

めんつゆを便利に使って失敗なし。

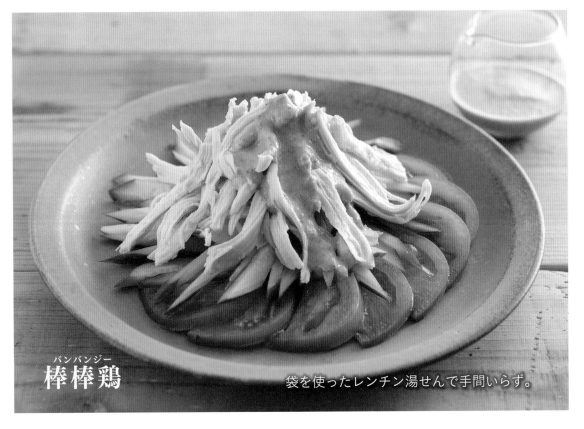

バンバンジー
棒棒鶏

袋を使ったレンチン湯せんで手間いらず。

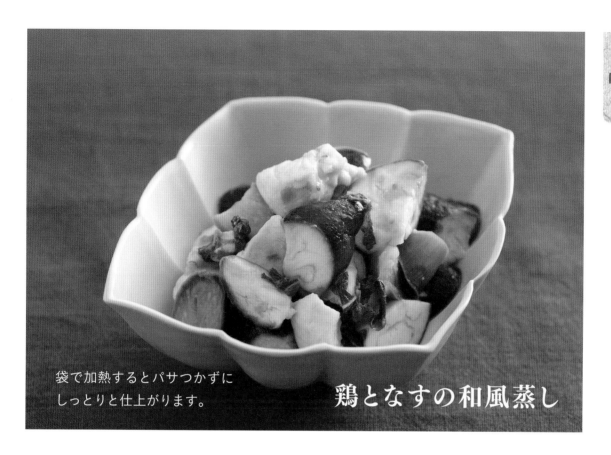

袋で加熱するとパサつかずに
しっとりと仕上がります。

鶏となすの和風蒸し

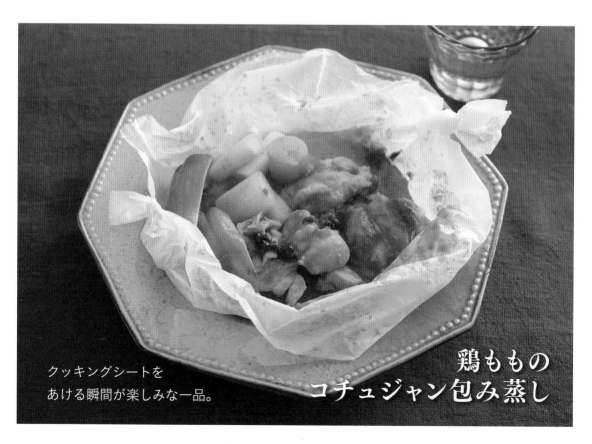

クッキングシートを
あける瞬間が楽しみな一品。

鶏ももの
コチュジャン包み蒸し

牛肉チャプチェ

1人分			
エネルギー：320kcal		タンパク質：	19.2g
食物繊維：	1.7g	食塩相当量：	3.4g

材料 （1人分）

牛こま肉 ………………………… 100g
ニラ ……………………… 1/2 束（50g）
春雨 ………………………………… 15g
A ┌ めんつゆ（3倍濃縮）
　│　 ……………………… 大さじ1と1/2
　├ 豆板醬 ……………………… 小さじ1/2
　└ 水 ………………………… 100mL
白ごま ………………………… お好み

作り方

① ニラは5cm長さに切る。
② 耐熱袋にAを入れて混ぜ、牛肉を加えてもむ。①と春雨は戻さずそのまま入れて軽くもむ。
③ 電子レンジで7分加熱する。お好みで白ごまをふる。

POINT
牛肉に含まれる亜鉛はタンパク質の合成や、ホルモンの調整、免疫機能にも関わるといわれている重要な栄養素です。亜鉛が不足してしまうと味覚障害の危険性も。皮膚の生成や免疫機能の低下を防ぐためには亜鉛の摂取は欠かせません。

棒棒鶏
バンバンジー

全量で			
エネルギー：517kcal		タンパク質：	63.4g
食物繊維：	3.7g	食塩相当量：	7.7g

材料 （作りやすい分量）

鶏むね肉（皮なし） ……… 1枚（250g）
酒 ………………………………… 大さじ1
塩 ………………………………… 小さじ1
きゅうり …………………… 1本（100g）
トマト ……………… 小1/2個（75g）
A ┌ 白みそ、マヨネーズ、酢、
　│　白すりごま ………… 各大さじ1
　└ しょうゆ、ラー油 …… 各小さじ1/2

作り方

① きゅうりは斜めに薄切りし、さらに千切りにする。トマトは半分にして薄切りにする。Aを混ぜ合わせる。鶏肉はフォーク等で数カ所に穴をあける。
② 耐熱袋に鶏肉を入れ酒、塩を加えもみ、耐熱ボウルに袋がひたるぐらい熱湯（分量外）を入れて袋を入れる（写真②参照）。
③ 電子レンジで3分加熱する。そのまま袋の口を結び、お湯から出して粗熱がとれるまで置く。粗熱がとれたら袋の上から手でほぐし、皿にきゅうり、トマトと鶏肉を盛り付け、Aをかける。

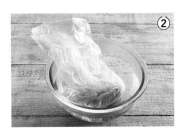
②

しっとりと仕上げるコツ！

鶏となすの和風蒸し

1人分			
エネルギー：120kcal		タンパク質：	20.3g
食物繊維：	2.4g	食塩相当量：	1.2g

材料 （1人分）

鶏ささみ肉 ……………………… 2本（80g）
なす ……………………………… 1本（100g）
しそ ……………………………………… 3枚
A ┌ 酒、砂糖、練り梅チューブ
  └ ………………………………… 各大さじ 1/2

作り方

① なすは乱切りにしておく。しそは千切りにする。鶏ささみは食べやすい大きさに切る。
② 耐熱袋にAを入れてもみ、①を加えて軽くもむ。
③ 電子レンジで3分加熱し、袋の口を結び1分蒸らす。

POINT

鶏肉はたれや酒でコーティングしていれば肉の水分を守りながら加熱でき、パサつきません。余熱を上手に使うのも、しっとりと仕上げるコツです。

一口メモ ささみは高タンパク質、低カロリーの食材です。なすに含まれるβ-カロテンには抗酸化作用があり、皮膚や目の機能の維持に役立ちます。なすの皮に含まれるポリフェノールは疲れた体にうれしい栄養素です。

鶏ももの コチュジャン包み蒸し

1人分			
エネルギー：331kcal		タンパク質：	19.0g
食物繊維：	2.3g	食塩相当量：	1.6g

材料 （1人分）

鶏もも肉 ……………………………… 100g
ピーマン ……………………… 1個（30g）
長ねぎ ………………………… 15cm（45g）
塩、コショウ、酒 …………………… 各少々
A ┌ マヨネーズ ………………… 大さじ 1
  └ みそ、コチュジャン … 各小さじ 1

作り方

① ピーマンはヘタと種を除き、縦に切り、長ねぎは3cm長さに切り、鶏肉は一口大に切る。
② クッキングシートに鶏肉を置き塩、コショウ、酒をふる。①の材料を入れ、Aをかけて包む。
③ 電子レンジで3分～3分30秒加熱する。

POINT

中華風包み蒸し。鶏肉の旨味が食材に絡んだ味わいあるレシピです。

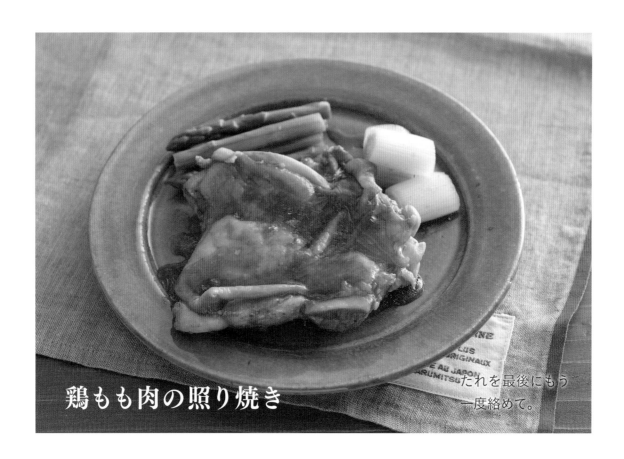

鶏もも肉の照り焼き

たれを最後にもう
一度絡めて。

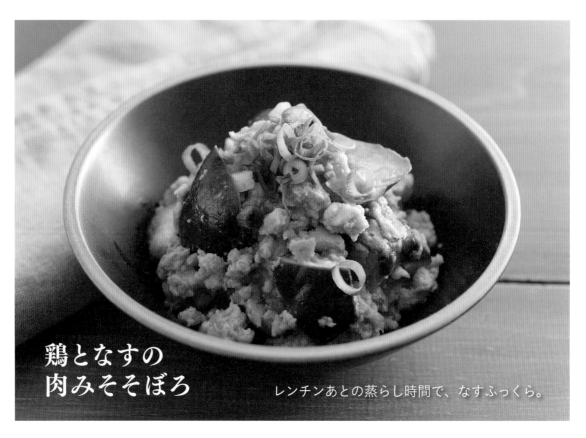

鶏となすの
肉みそそぼろ

レンチンあとの蒸らし時間で、なすふっくら。

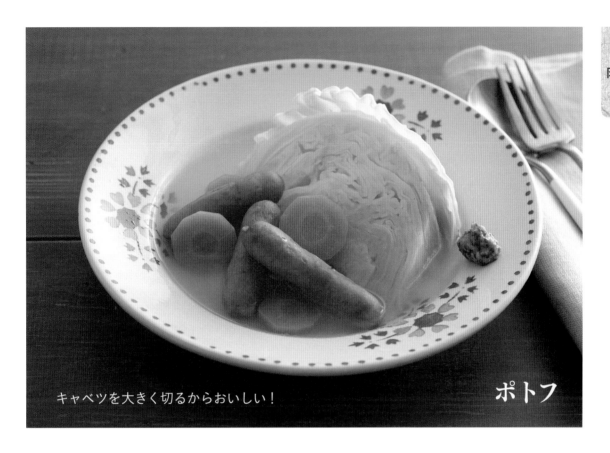

キャベツを大きく切るからおいしい！

ポトフ

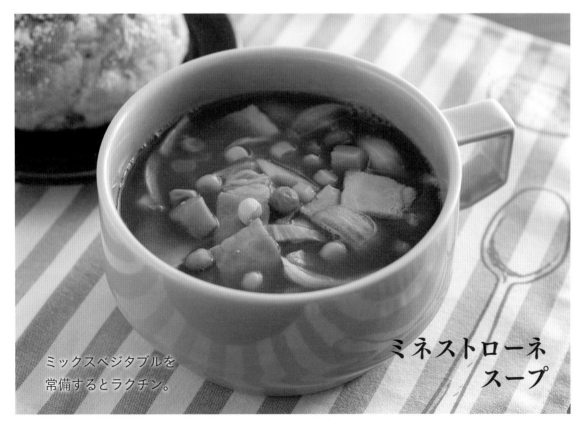

ミックスベジタブルを
常備するとラクチン。

**ミネストローネ
スープ**

鶏もも肉の照り焼き

1人分			
エネルギー：535kcal	タンパク質：	44.4g
食物繊維：	1.5g	食塩相当量：	3.3g

材料 （1人分）

鶏もも肉 ……………………… 1枚250g
長ねぎ ………………………… 10cm（30g）
アスパラガス ………………………… 2本
┌ しょうゆ ………………………… 大さじ1
A みりん、砂糖 ……… 各大さじ1/2
└ 片栗粉 ………………………… 小さじ1/2

作り方

① 鶏肉は身の厚い部分に切り込みを入れる。皮はフォークで穴を数カ所あける。長ねぎは1/3に切り、アスパラガスは切り口が硬ければ切り落とし、下がスジっぽい場合は薄く皮をむき、1/3に切る。

② 耐熱皿に鶏肉を置き、酒大さじ1（分量外）をふりかけて5分置く。Aを混ぜて、鶏肉に絡める。鶏肉の皮目を下にして、長ねぎ、アスパラガスを置く。

③ ふんわりとラップをし、電子レンジで5〜6分加熱する。2分ほど蒸らす。ラップを外して、鶏肉にたれを絡める。

POINT

鶏もも肉には、体で作られないため食事でとる必要のある必須アミノ酸や、鉄やビタミンA、ビタミンB群などの栄養素も含まれています。

鶏となすの肉みそそぼろ

1人分			
エネルギー：224kcal	タンパク質：	19.6g
食物繊維：	2.9g	食塩相当量：	2.0g

材料 （1人分）

なす …………………………… 1本（100g）
鶏ひき肉 ……………………………… 100g
小ねぎ ………………………………… 2本
┌ 砂糖 ………………………… 大さじ1/2
A 酒、豆板醤、みそ、水
└ ………………………… 各小さじ1

作り方

① なすはヘタを落とし、5cmの乱切りにする。小ねぎは小口切りにする。

② 耐熱容器にひき肉、Aを入れて混ぜ合わせ、なすを加えて混ぜる。

③ ふんわりとラップをし、電子レンジで3分加熱したあと、2分蒸らす。小ねぎを散らす。

POINT

なすの皮には抗酸化作用のあるポリフェノールのナスニンが含まれます。このメニューはご飯やうどんの上にのせてもおいしく食べられます。

ポトフ

1人分		
エネルギー：231kcal	タンパク質：	8.6g
食物繊維： 3.2g	食塩相当量：	1.4g

材料 (1人分)

ウィンナーソーセージ ……………… 3本
キャベツ ………………… 1/8 個 (100g)
にんじん ………………… 1/3 本 (50g)
A ┌ 水 ……………………………… 200mL
　├ 顆粒洋風だし ………… 小さじ 1/4
　└ コショウ ………………………… 少々
粒マスタード ………………… お好み

作り方

① ウィンナーソーセージは切り目を入れ、キャベツはくし型に半分に切る。にんじんは皮をむいて輪切りにする。

② 耐熱ボウルにA、①を入れる。

③ ふんわりとラップをし、電子レンジで7〜8分加熱する。皿に盛り、粒マスタードを添える。

POINT

電子レンジで作る簡単ポトフ。材料と調味料を電子レンジで加熱するだけなので、さっと一品作りたいときにおすすめです。朝食にもピッタリ。

ミネストローネスープ

1人分		
エネルギー：208kcal	タンパク質：	7.1g
食物繊維： 3.0g	食塩相当量：	1.3g

材料 (1人分)

ベーコン ………………… 2枚 (40g)
ミックスベジタブル (冷凍) ……… 30g
玉ねぎ …………………… 1/8 個 (25g)
A ┌ トマトペースト …………… 大さじ 1
　├ 顆粒洋風だし ………… 小さじ 1/3
　├ 水 ……………………………… 150mL
　└ 塩、コショウ ……………… 各少々

作り方

① ベーコンは2cmに切り、玉ねぎは薄切りにする。

② 耐熱ボウルに全ての材料とAを入れる。

③ ふんわりとラップをし、電子レンジで3分加熱する。お好みでパンと一緒に食べてもおいしい。

POINT

冷凍ミックスベジタブルを使った簡単スープ。玉ねぎの代わりに蒸し大豆や水煮大豆を入れると、タンパク質アップのごろごろスープにアレンジできます。

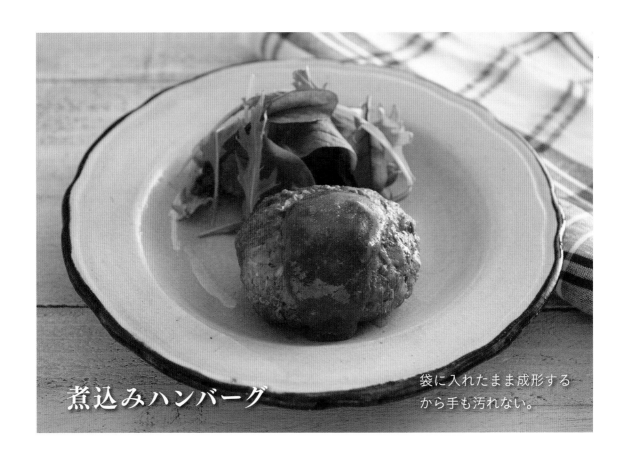

煮込みハンバーグ

袋に入れたまま成形する
から手も汚れない。

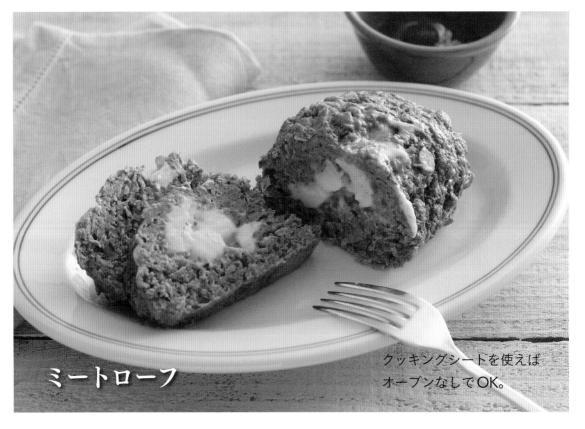

ミートローフ

クッキングシートを使えば
オーブンなしでOK。

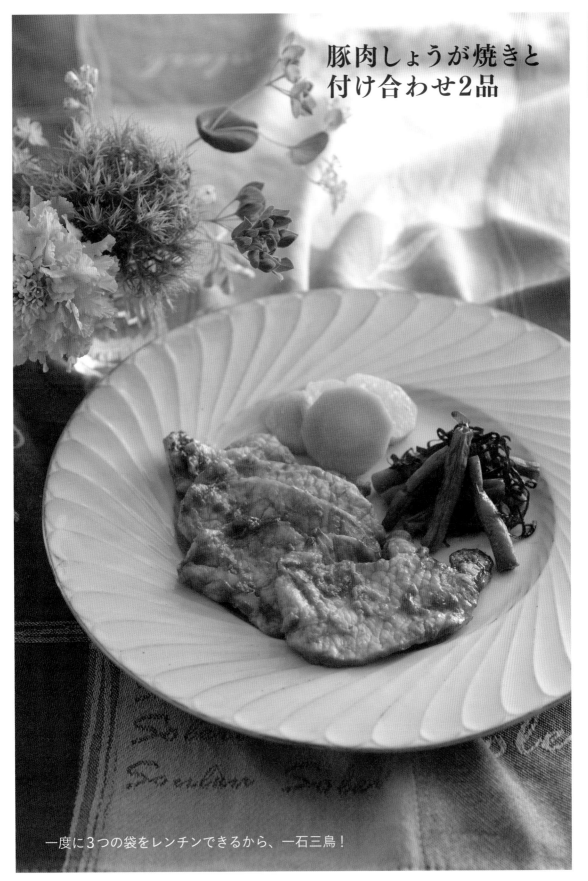

豚肉しょうが焼きと
付け合わせ2品

一度に3つの袋をレンチンできるから、一石三鳥！

煮込みハンバーグ

1人分			
エネルギー：287kcal	タンパク質：	18.9g	
食物繊維： 1.9g	食塩相当量：	2.1g	

材料 （1人分）

合いびき肉 ……………………… 100g
玉ねぎ ……………………… 1/8個（25g）
えのきだけ ……………………… 30g
塩、あらびき黒コショウ ………… 適量
A ┌ トマトケチャップ、ウスターソース、
  └ 水 ……………………… 各大さじ1
ベビーリーフなど ……………… お好みで

作り方

① 玉ねぎ、えのきだけはみじん切りにする。

② 耐熱袋にひき肉を入れ塩、あらびき黒コショウを入れてこねる。①を加え、さらにこねる。袋の上から小判状に整える。Aを混ぜてから袋に回し入れる。

③ 電子レンジで4分加熱する。袋から出し器に盛る。お好みでベビーリーフなどを添える。

POINT
肉だねを耐熱袋に入れたままこねて袋の上から形を整えれば、手が汚れません。えのきだけの旨味も生かして。

ミートローフ

全量で			
エネルギー：659kcal	タンパク質：	46.7g	
食物繊維： 1.7g	食塩相当量：	1.5g	

材料 （作りやすい分量）

合いびき肉 ……………………… 200g
玉ねぎ ……………………… 1/2個（100g）
プロセスチーズ ………………… 30g
A ┌ パン粉、牛乳 ……… 各大さじ2
  │ ナツメグ（あれば）、
  │ あらびき黒コショウ、塩
  └ ……………………… 各適量
トマトケチャップ ……………… お好みで

作り方

① 玉ねぎはみじん切りにする。ボウルにAとひき肉を入れて粘りが出るまでよく混ぜ、玉ねぎを加え混ぜる。チーズを1cm角に切る。

② 耐熱皿にクッキングシートを敷き、チーズ以外の①をのせてチーズを真ん中に入れてかまぼこ形に整え、ふろしきのように包みねじる（P.41写真②を参照）。

③ 電子レンジで8分加熱する。そのまま粗熱をとり、冷めたら食べやすい大きさに切る。お好みでトマトケチャップを添えてもおいしい。

POINT
クッキングシートは程よく蒸気を逃がしてくれるので、ふっくらした蒸しあがりに。

豚肉しょうが焼きと
付け合わせ2品

1人分			
エネルギー：369kcal	タンパク質：	21.0g
食物繊維： 2.0g	食塩相当量：	2.1g

材料 （1人分）

豚肩ロース薄切り肉 ……………… 100g
にんじん ……………… 1/3本（50g）
さやいんげん ……………………… 3本
A ┌ しょうゆ …………………… 小さじ2
  │ みりん …………………… 大さじ1/2
  │ しょうが（すりおろし）、片栗粉
  └ ………………… 各小さじ1/2
バター ……………………………… 10g
塩昆布 …………………………… 適宜

作り方

① にんじんは5mmの輪切りにする。さ
  やいんげんはヘタをとって1/3に切
  る。

② 袋3枚を用意する。【袋1】に豚肉、A
  を入れ、軽くもむ。【袋2】ににんじん、
  バターを入れる。【袋3】にさやいんげ
  ん、塩昆布を入れる（写真②を参照）。

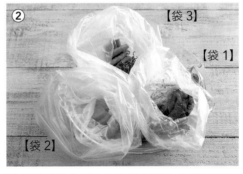

味付けはそれぞれ。3品同時に加熱。

③ 耐熱皿に②の3つの袋を置き、電子レ
  ンジで4分加熱する。

POINT
味の違う3品を同時に1回だけ加熱。お弁当のおかず作りも手早くできます。

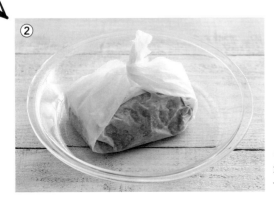

ミートローフはクッキングシートで
かまぼこ形にふろしきのように包ん
でねじる。

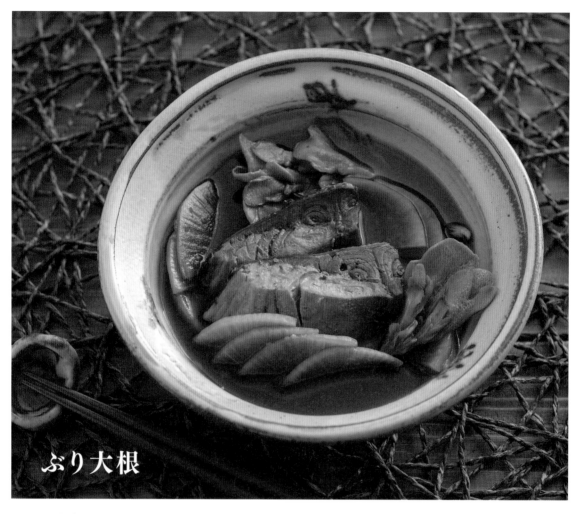

ぶり大根

ぶりの血合いに含まれるタウリンは、血圧を正常に保ち心筋梗塞を予防する働きがあります。血合いは積極的に食べるようにしましょう。

材料 (1人分)

ぶり	1切れ (80g)
大根	5cm (70g)
まいたけ	30g
A ┌ しょうゆ、酒	各大さじ1
│ 砂糖	小さじ1
│ 和風顆粒だし	小さじ1/3
│ しょうが (すりおろし)	小さじ1/2
└ 水	80mL

1人分			
エネルギー：	232kcal	タンパク質：	19.2g
食物繊維：	2.1g	塩分：	3.4g

1. 切る

ぶりは2〜3等分に切って塩少々（分量外）をふって5分置いたら、水気をふく。大根はいちょう切りにする。まいたけは根元を切って食べやすい大きさにほぐす。

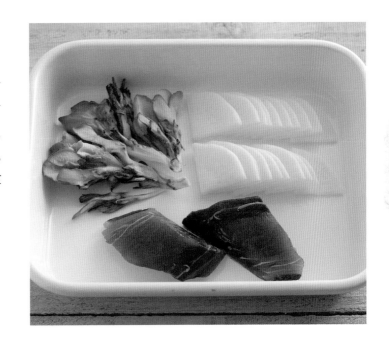

2. 入れる

耐熱袋にA、1.を入れる。

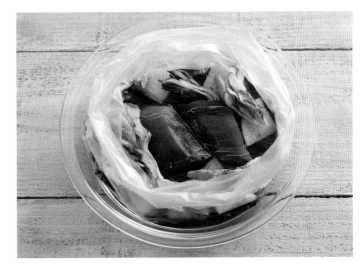

3. レンチン

電子レンジで5分加熱する。

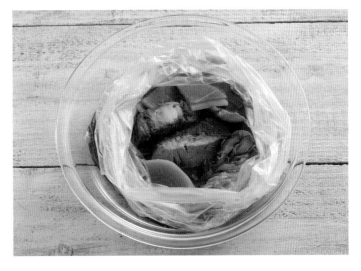

香りを引き出す・抑える

　香りは体にさまざまな効果をもたらすとの研究が多くあります。抗菌作用、消臭効果、リラックス効果、リフレッシュ効果、認知機能の低下予防・改善を促す感情の状態を整える効果も。

ゆずの香りを引き出す

　ゆずの皮２片を小さい耐熱容器に入れ、水小さじ１を加えて５秒加熱する。そのまま料理や吸いものに入れるより、ずっと香りが引き立つ。レモンの皮やローリエでも、同様に。

スパイスの香りを復活させる

　スパイス（シナモンなど）をキッチンペーパーにのせ、30秒〜１分加熱する。湿気たコショウなどにも使える。

にんにくのにおい消し

　にんにく１個をそのままラップなしで40秒〜１分加熱すると、食べた翌日までににおいが残らないにんにくに。薄皮もするりとむける。皮をむいて蓋付きの瓶に入れ、冷蔵すると便利。

玉ねぎで泣かない

　１個（200g）をそのまま40秒〜１分加熱し、冷ましてから、刻む。涙の原因は硫化アリルという刺激成分。それをレンジ加熱でプロピルメルカプタンという甘味成分に変えれば、刺激もなくなる。

手のトラブルに
悩んでいるときの工夫

　最近では、手のトラブルと女性ホルモンの関係が注目されています。更年期世代からはじまる手指の痛みや腫れ、手指が変形する前に、エクオール含有食品などをとって予防することも大切です。70代では落ちついてくるといわれていますが、手のトラブルに悩んでいるときの調理に役立つコツを紹介します。

かぼちゃを切りやすく

　洗って水気をさっとふきとったかぼちゃを耐熱皿にのせて、電子レンジで2〜3分加熱する。目安は100gにつき1分。かぼちゃの加熱調理は100gあたり2分なので、半分ほど火を通すということ。丸ごとならラップなし、切ったものはラップで包み、皮を下にしてレンチンを。

里芋の皮をむきやすく

　里芋の泥を流水でていねいに洗い落としたら、里芋に1周ぐるりと包丁で切り目を入れる。1個ずつラップで包み、100gにつき2分加熱する。竹串がすっと通るくらいのやわらかさになればOK。ラップの上からキッチンペーパーで包み、皮をむく。

レモン汁を搾りやすく

　1個につき30秒加熱し、半分に切って搾る。外側は熱くないが内部の温度は上がって細胞壁が破壊され、通常よりラクに搾れるようになる。

硬いアボカドをやわらかく

　アボカドは半分に切って種を取り除き、皮付きのまま断面を下にして耐熱皿にのせる。ふんわりとラップをし、20〜30秒加熱する。加熱しすぎると煮えてしまうことになるので、加熱時間は控えめにして様子を見る。

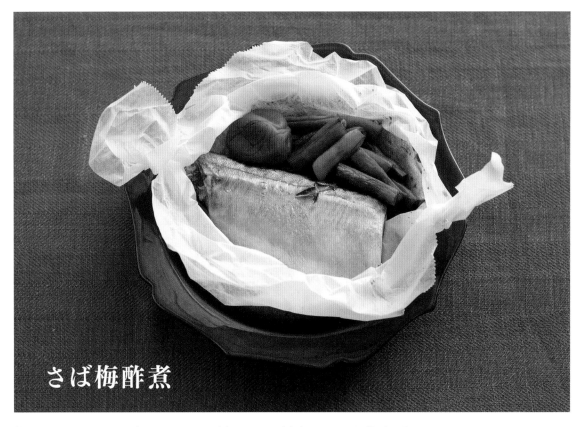

さば梅酢煮

梅干しとクッキングシートで、手軽なのに料亭のような仕上がり。

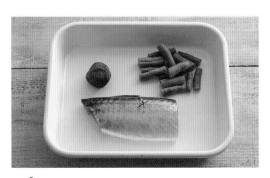

1. 切る

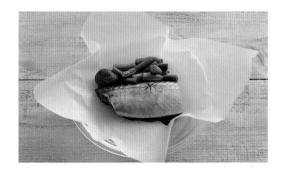

2. 包む

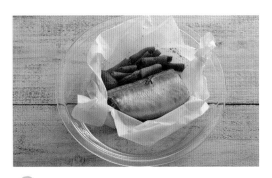

3. レンチン

作り方は P.48

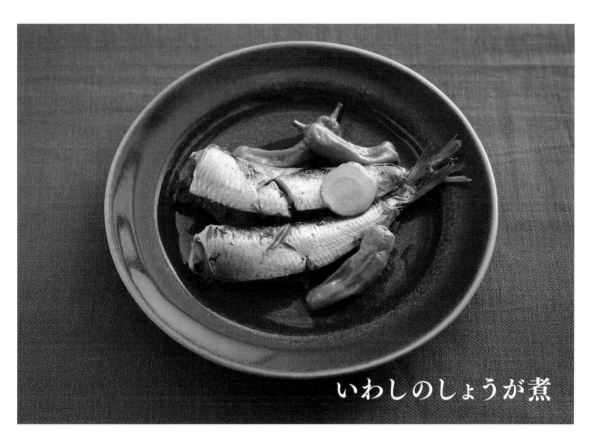

いわしのしょうが煮

袋の中でしっかりと味をなじませてからレンチン。

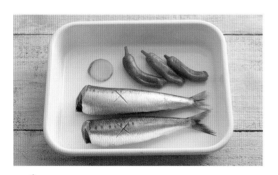

1. 切る

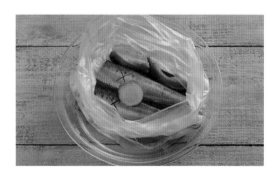

2. 詰める

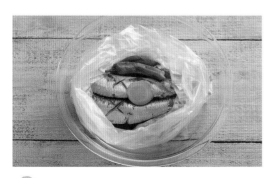

3. レンチン

作り方はP.49

さば梅酢煮

1人分	
エネルギー：241kcal	タンパク質： 20.9g
食物繊維： 2.3g	食塩相当量： 2.7g

材料（1人分）

さば切り身 ……………… 1切れ（90g）
いんげん ………………………… 3本
梅干し …………………………… 1個
A ┌ しょうゆ、砂糖、酒、水
  └ ………………………… 各大さじ1/2

作り方

① さばは、皮目に×の切り目を入れる。いんげんは3cm長さに切る。梅干しは種を抜いておく。

② クッキングシートに①をのせ、合わせたAを全体に回しかけ、包む。

③ 電子レンジで3〜4分加熱する。

POINT

さばを食べると「痩せるホルモン」といわれるGLP-1の分泌量がアップします。満腹感を促すことで食欲を抑え、食後の急激な血糖上昇を抑える効果も。

一口メモ 梅干しに含まれるクエン酸には、骨を作るカルシウムの吸収を助ける働きや、整腸作用、糖質の代謝を促進させる働きがあります。「梅リグナン」という抗酸化作用のあるポリフェノールの一種も含まれ、まさに万能食材。また、青魚が苦手な人でもさっぱりと食べやすくなります。

いわしのしょうが煮

1人分			
エネルギー：	264kcal	タンパク質：	29.8g
食物繊維：	0.6g	食塩相当量：	1.6g

材料 （1人分）

いわし ……………………… 2尾（150g）
しょうが（輪切り）………… 2mm 1枚
ししとう …………………………… 3本
A ┌ しょうゆ、砂糖、酢
  └ ………………………… 各大さじ1/2

作り方

① いわしは頭と内臓を除いて、皮に×の切り目を入れる。ししとうには切り目を入れておく。

② 耐熱袋にAを入れていわしを絡め、しょうが、ししとうを入れる。

③ 電子レンジで2〜3分加熱する。

POINT

いわしに含まれているタウリンは胆汁を生成するときに体内のコレステロールを消費するため、コレステロール値を正常化させる働きがあります。

一口メモ 魚が電子レンジで爆発するのを防ぐには、加熱前に皮に斜めに1本切り込みを入れたり、×の切り目を入れたり、竹串などで穴をあけて空気の通り道を作っておくとよいでしょう。電子レンジは、食品中の水分に直接エネルギーを与えて加熱しているため、食品の中心部から加熱されていきます。そのため、外側より内側のほうが熱くなり、爆発することがあります。

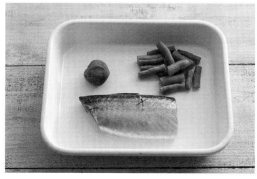

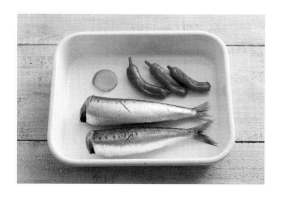

皮に切り込みを入れて爆発を防止します。

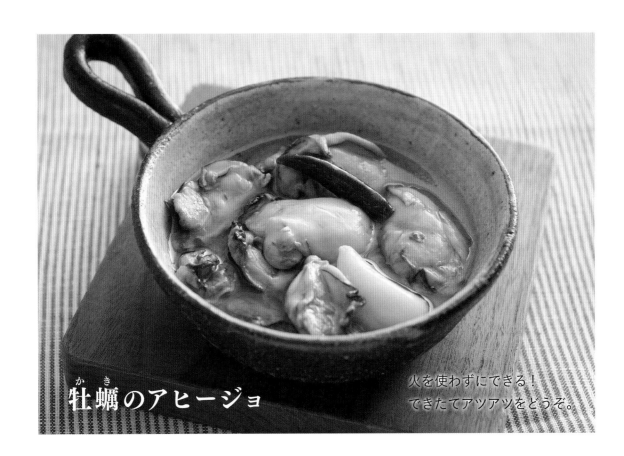

牡蠣のアヒージョ
<ruby>牡蠣<rt>かき</rt></ruby>のアヒージョ

火を使わずにできる！
できたてアツアツをどうぞ。

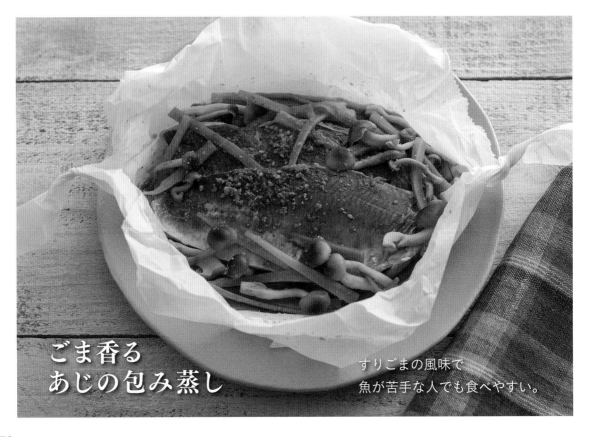

ごま香る
あじの包み蒸し

すりごまの風味で
魚が苦手な人でも食べやすい。

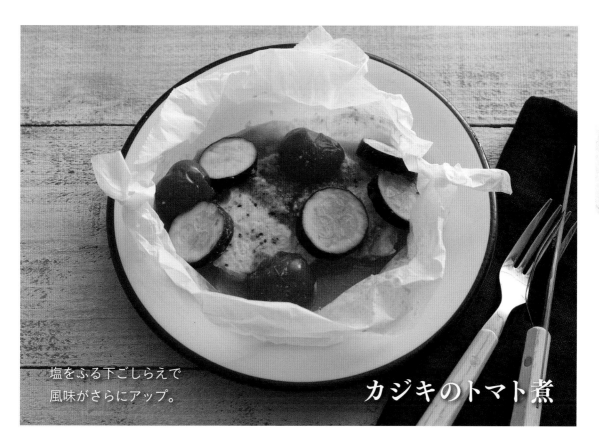

塩をふる下ごしらえで
風味がさらにアップ。

カジキのトマト煮

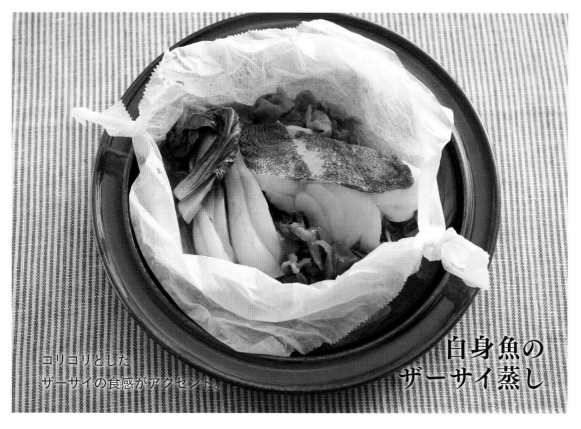

コリコリとした
ザーサイの食感がアクセント。

白身魚の
ザーサイ蒸し

牡蠣のアヒージョ

（かき）

1人分			
エネルギー：272kcal	タンパク質：	10.7g
食物繊維： 0.3g	食塩相当量：	1.8g

材料 （1人分）

牡蠣 ……………………………… 150g
にんにく ………………………… 1かけ
赤唐辛子 ………………………… 1本
オリーブオイル …………… 大さじ2

作り方

① ボウルに牡蠣、片栗粉大さじ1（分量外）を入れ、まぶす。水を注ぎ、軽くもみ洗いし水気をとっておく。
② 耐熱容器に材料を全て入れる。
③ ふんわりとラップをし、電子レンジで1分50秒〜2分加熱する。

POINT

ワインに合うアヒージョは、オリーブオイルとにんにくで煮込むスペイン料理。シニアの6割がミネラルである亜鉛が不足しているといわれています。牡蠣に多い亜鉛は、タンパク質の合成やホルモンの分泌、細胞の生成などに関わっています。

ごま香るあじの包み蒸し

1人分			
エネルギー：237kcal	タンパク質：	35.8g
食物繊維： 2.1g	食塩相当量：	1.9g

材料 （1人分）

あじ（三枚におろしたもの）
 …………………………… 2枚（170g）
にんじん ………………… 1/6本（25g）
しめじ …………………………… 30g
A ┌ すりごま …………………… 小さじ1
  │ しょうゆ ………………… 大さじ1/2
  │ 砂糖 ……………………… 小さじ1/4
  └ 酒 ………………………… 小さじ1/2

作り方

① にんじんは千切り、しめじは石づきを切り落とし、小房に分けておく。
② クッキングシートにあじと①を置き、Aを入れ包む。
③ 電子レンジで1分30秒〜2分加熱する。

POINT

あじには鉄やビタミンDをはじめ、DHA（ドコサヘキサエン酸）やEPA（エイコサペンタエン酸）などが含まれています。DHAとEPAは、動脈硬化や脳卒中の予防、中性脂肪の低下など、さまざまな働きがあります。

カジキのトマト煮

1人分	
エネルギー：185kcal	タンパク質： 24.2g
食物繊維： 1.1g	食塩相当量： 0.5g

材料 （1人分）

カジキ ………………… 1切れ（100g）
ズッキーニ ……………… 1/3本（50g）
ミニトマト ………………………… 3個
┌ オリーブオイル、トマトケチャップ
│ ………………………… 各大さじ1/2
A 粉チーズ、あらびきコショウ
│ ………………………………… 各適量
└

作り方

① カジキは塩少々（分量外）をふって5分ほど置き、水気をふく。ズッキーニは5mmの輪切り、ミニトマトはヘタをとって竹ぐしで穴を開けておく。
② クッキングシートに①、Aを入れて包む。
③ 電子レンジで3〜4分加熱する。

POINT

カジキには、免疫調整ホルモンとして注目のビタミンD、皮膚や粘膜の炎症や神経症状を改善してくれるナイアシン、血行を促進し、老化防止や美肌作りにも効果があるビタミンEが多く含まれます。

白身魚のザーサイ蒸し

1人分	
エネルギー：126kcal	タンパク質： 18.6g
食物繊維： 1.5g	食塩相当量： 3.7g

材料 （1人分）

白身魚 ………………… 1切れ（100g）
ザーサイ ……………… 大さじ2（20g）
青梗菜（チンゲンサイ）………………… 1/2株（50g）
┌ 酒 ……………………… 大さじ1/2
A しょうゆ ……………… 小さじ1/2
└ ごま油 …………………… 小さじ1

作り方

① ザーサイは粗く刻む。青梗菜（チンゲンサイ）は半分に切る。
② クッキングシートに白身魚、①とAを入れ、包む。
③ 電子レンジで2分〜2分30秒加熱する。

POINT

ザーサイの味を利用した簡単中華風蒸し物。青梗菜（チンゲンサイ）には強い抗酸化作用があり、ガンや生活習慣病の予防に期待できるβ-カロテンが豊富です。 アクやクセがなく、栄養素の損失が比較的少ないため、加熱むきの葉野菜です。

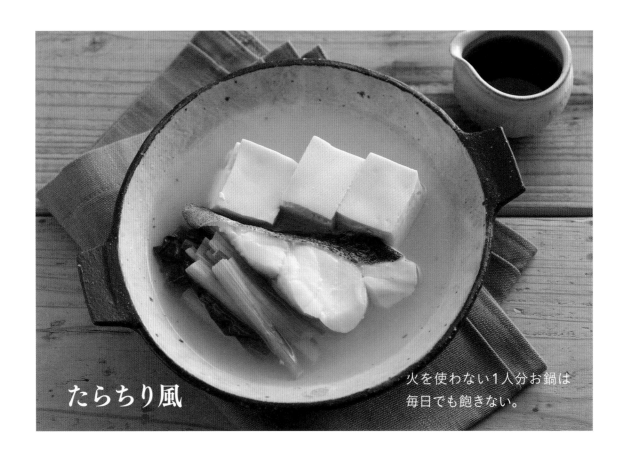

たらちり風

火を使わない1人分お鍋は
毎日でも飽きない。

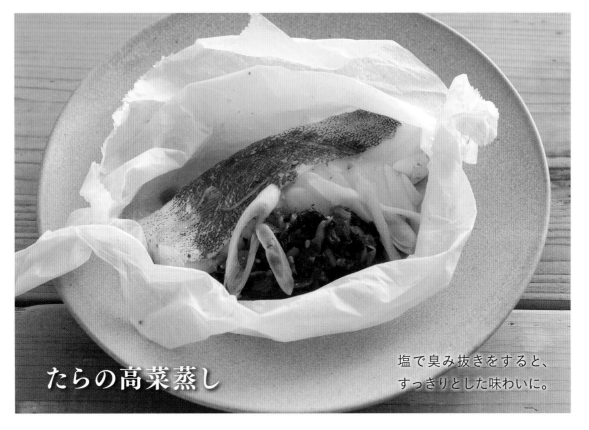

たらの高菜蒸し

塩で臭み抜きをすると、
すっきりとした味わいに。

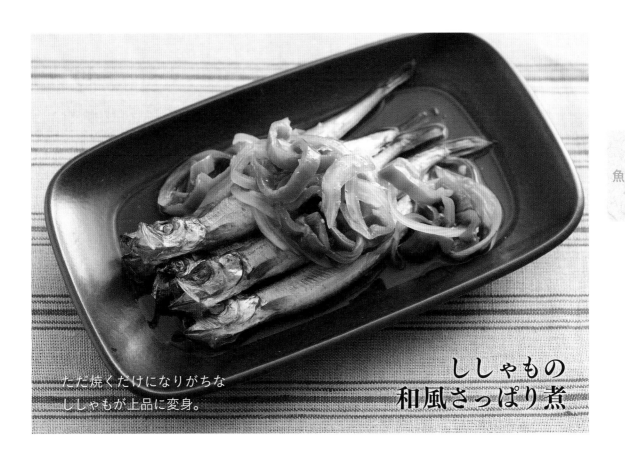

ただ焼くだけになりがちな
ししゃもが上品に変身。

ししゃもの
和風さっぱり煮

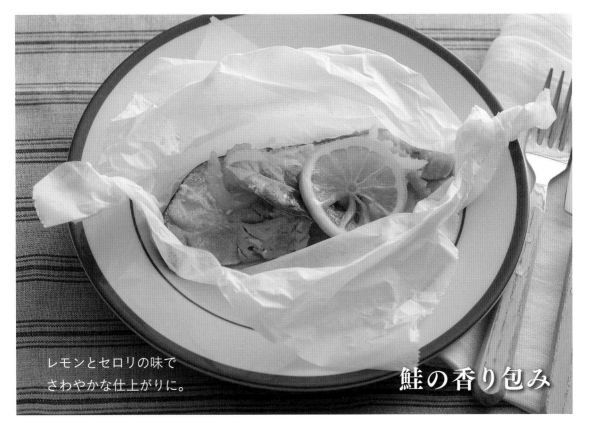

レモンとセロリの味で
さわやかな仕上がりに。

鮭の香り包み

たらちり風

1人分	
エネルギー：149kcal	タンパク質： 25.1g
食物繊維： 1.7g	食塩相当量： 0.3g

材料（1人分）

たら	1切れ（100g）
木綿豆腐	1/3丁（100g）
小松菜	1株 30g
ポン酢しょうゆ	お好みで

作り方

① 小松菜は5cmのざく切りにする。
② 耐熱容器に材料を全て入れ、水1カップ（分量外）を注ぐ。
③ ふんわりとラップをし、電子レンジで3分加熱する。お好みでポン酢しょうゆをかけて。

POINT

たら100gには、ビタミンDが1.0μg含まれています。ビタミンDは、小腸や腎臓でリンやカルシウムの吸収を促して濃度を正常に保ち、骨の形成を助ける役割を持つ栄養素です。

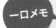

一口メモ　電子レンジ対応可能な1人用土鍋を使うと、土鍋は熱の伝導が遅いので加熱時間は多少長くなります。ヒビが入っていると電子レンジを使うことで割れる原因になってしまうこともあるので、ご注意を。

たらの高菜蒸し

1人分	
エネルギー： 92kcal	タンパク質： 18.4g
食物繊維： 1.6g	食塩相当量： 1.5g

材料（1人分）

たら	1切れ（100g）
高菜漬け	大さじ2（30g）
長ねぎ	5cm（15g）
酒	小さじ1

作り方

① たらは塩少々（分量外）をふって5分置いたら、水気をふく。長ねぎは5mmの斜め切りにする。
② クッキングシートにたらを入れ、酒をふり、高菜漬け、長ねぎをのせて包む。
③ 電子レンジで2分30秒加熱する。

POINT

たらのタンパク質は100gあたり17.6gと豊富です。あっさりした味わいでアレンジしやすい食材です。

一口メモ　白身魚は崩れやすいので、包み焼きがおすすめです。蒸し焼き状態になるので旨味を逃さず、洗い物も少なく後片付けもラクです。

ししゃもの和風さっぱり煮

1人分	
エネルギー：200kcal	タンパク質：　22.2g
食物繊維：　1.4g	食塩相当量：　1.9g

材料（1人分）

ししゃも	5尾
玉ねぎ	1/4個（50g）
ピーマン	1個
A ⌈ しょうゆ、砂糖	小さじ1
└ 酢、水	各大さじ1

作り方

① 玉ねぎは薄切りにし、ピーマンはヘタと種を除き、幅5mmに切る。
② 耐熱袋に材料を全て入れる。
③ 電子レンジで2〜3分加熱する。

POINT

頭から尻尾まで食べられる、ししゃも。　骨粗しょう症予防に大切なカルシウムアップの秘訣は、ししゃものように、頭から尻尾まで食べられる魚を多くとることです。

鮭の香り包み

1人分	
エネルギー：231kcal	タンパク質：　19.8g
食物繊維：　0.6g	食塩相当量：　0.2g

材料（1人分）

鮭切り身	1切れ（100g）
セロリ	1/4本（30g）
レモン	輪切り1枚
酒	小さじ1/2
ローリエ	1枚
亜麻仁油	小さじ1 お好みで

作り方

① セロリとレモンは薄切りにする。
② クッキングシートに鮭を置き、酒をふる。①、ローリエをのせ、包む。
③ 電子レンジで2分加熱する。そのまま2分蒸らす。仕上げにお好みで亜麻仁油をかける。

POINT

現代人は、サラダ油などオメガ6系脂肪酸を非常に多く摂取しているといわれています。オメガ6系とオメガ3系のバランスが乱れることが、アレルギーなどの炎症性疾患を促進していると考えられています。青魚にオメガ3系脂肪酸は多く含まれますが、毎日食べられない場合は、亜麻仁油、えごま油などのオメガ3系の脂肪酸を積極的に摂取してバランスをよくしましょう。

魚

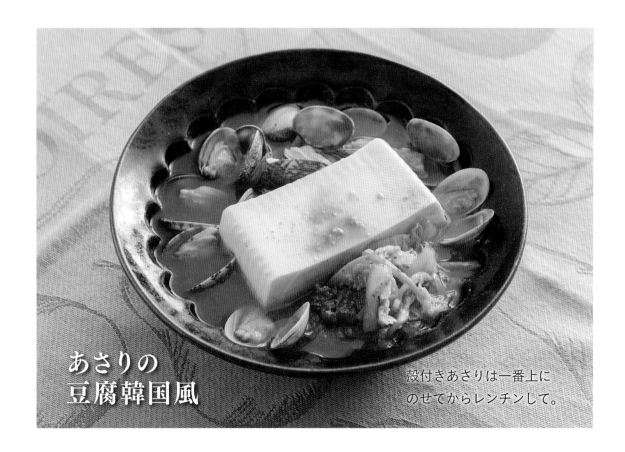

あさりの
豆腐韓国風

殻付きあさりは一番上に
のせてからレンチンして。

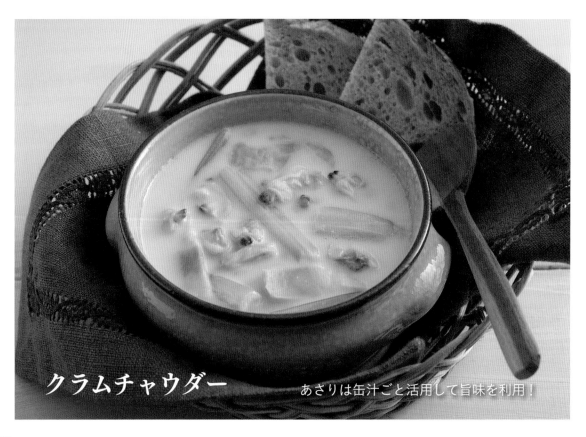

クラムチャウダー　　あさりは缶汁ごと活用して旨味を利用！

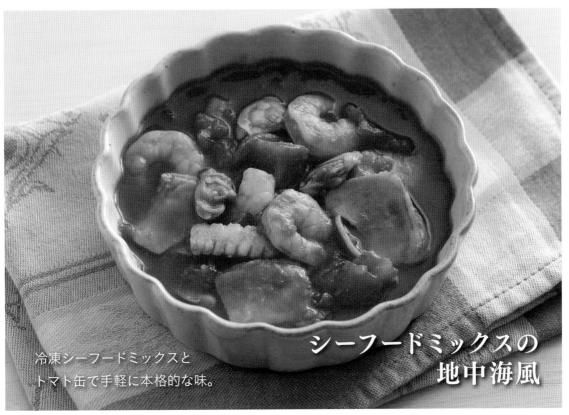

冷凍シーフードミックスと
トマト缶で手軽に本格的な味。

シーフードミックスの
地中海風

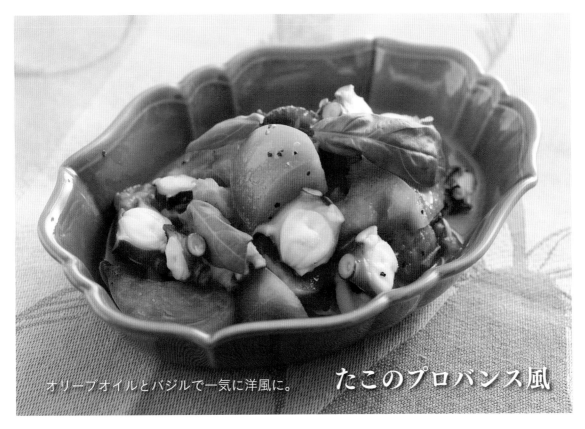

オリーブオイルとバジルで一気に洋風に。

たこのプロバンス風

あさりの豆腐韓国風

1人分			
エネルギー：208kcal	タンパク質：	13.1g
食物繊維： 2.9g	食塩相当量：	3.9g

材料 （1人分）

あさり（殻付き 砂出ししたもの）
 ‥‥‥‥‥‥‥‥‥‥‥ 100g
絹ごし豆腐 ‥‥‥‥‥ 1/2丁（150g）
キムチ ‥‥‥‥‥‥‥‥‥‥‥ 40g
　┌ にんにく（すりおろし）
　│ ‥‥‥‥‥‥‥‥‥‥ 小さじ1/4
A│ コチュジャン、みそ、ごま油、酒
　│ ‥‥‥‥‥‥‥‥‥‥ 各大さじ1/2
　└ 熱湯 ‥‥‥‥‥‥‥ 1/2カップ

作り方

① キムチは食べやすく切る。豆腐は1/2丁をそのまま使う。
② 耐熱ボウルに、材料を全て入れる。あさりは一番上にのせる。
③ ふんわりとラップをし、電子レンジで4〜5分加熱する。あさりの殻が開けば出来上がり。

POINT
あさりを一番上にのせることで口が開きやすくなり、加熱中のあさりの旨味が全体に行き渡ります。

クラムチャウダー

1人分			
エネルギー：234kcal	タンパク質：	23.5g
食物繊維： 0.9g	食塩相当量：	1.4g

材料 （1人分）

あさり水煮缶 ‥‥‥‥‥ 1缶（85g）
ベーコン ‥‥‥‥‥‥‥ 1枚（20g）
小松菜 ‥‥‥‥‥‥‥‥ 1株（30g）
調整豆乳 ‥‥‥‥‥‥‥‥ 100mL

作り方

① ベーコンは1cm幅、小松菜は4cm長さに切る。
② 耐熱容器に①を入れ、あさり缶を汁ごと入れ、さらに調整豆乳を加えて混ぜる。
③ ふんわりとラップをし、電子レンジで2分〜2分30秒加熱する。取り出して、よく混ぜる。お好みでパンを添えてもおいしい。

POINT
あさりは鉄分が豊富。小松菜に含まれるビタミンCが鉄分の吸収を高めてくれます。ベーコンも小松菜もはさみで切れば、包丁いらずです。

シーフードミックスの
地中海風

1人分			
エネルギー：158kcal		タンパク質：	15.5g
食物繊維：	1.3g	食塩相当量：	1.2g

材料 （1人分）

シーフードミックス（冷凍） ········· 80g
ベーコン ································· 1枚 (20g)
トマト水煮缶カット ················· 100mL
顆粒洋風だし ················· 小さじ1/3

作り方

① ベーコンは3cm長さに切る。

② 耐熱ボウルに材料を全て入れる。

③ ふんわりとラップをし、電子レンジで3分加熱する。

POINT

トマト缶は生のトマトより栄養価が高くリコピンが3倍、旨味成分のグルタミン酸が2～3倍も多く含まれています。トマトの成分「13-oxo-ODA」（13-オキソ-オクタデカジエン酸）は脂肪燃焼作用もあります。

一口メモ　ベーコンをはさみで切ると、包丁いらずです。

たこのプロバンス風

1人分			
エネルギー：345kcal		タンパク質：	22.8g
食物繊維：	1.5g	食塩相当量：	0.6g

材料 （1人分）

茹でたこ ································· 100g
トマト ································· 1個 (150g)
バジルの葉 ································· 適宜
A ┌ オリーブオイル ············· 大さじ1
　└ 塩、あらびき黒コショウ ··· 各少々

作り方

① たこは削ぎ切りしておき、トマトは乱切りにする。

② 耐熱ボウルに①、Aを入れる。

③ 電子レンジで4分加熱する。小さくちぎったバジルを散らす。

POINT

たこはタウリンや亜鉛などを豊富に含み、高タンパク・低カロリー・低糖質な食材。スーパーマーケットで年中手軽に購入できる上、下ごしらえなどの手間いらずで、切ったらすぐに食べられる魚介類です。

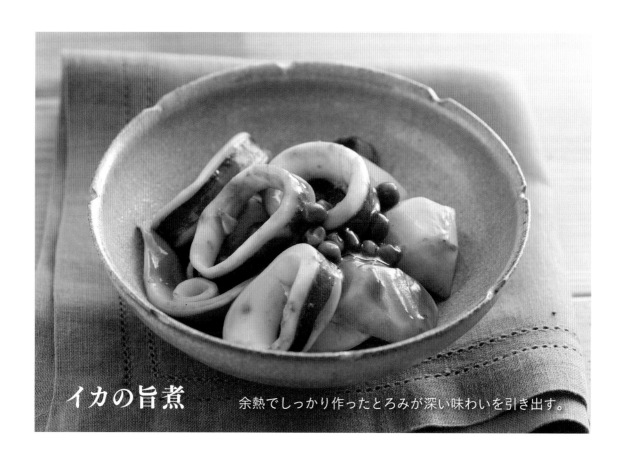

イカの旨煮

余熱でしっかり作ったとろみが深い味わいを引き出す。

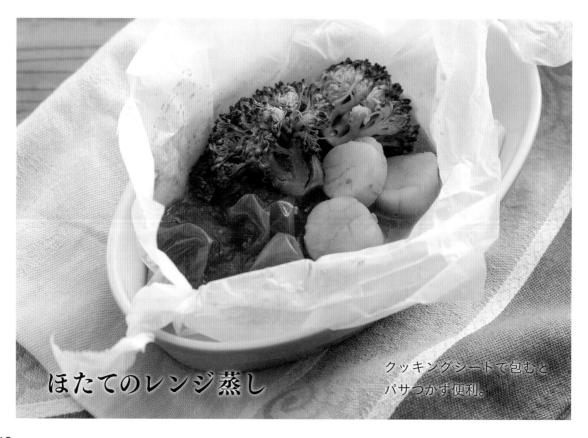

ほたてのレンジ蒸し

クッキングシートで包むと
パサつかず便利。

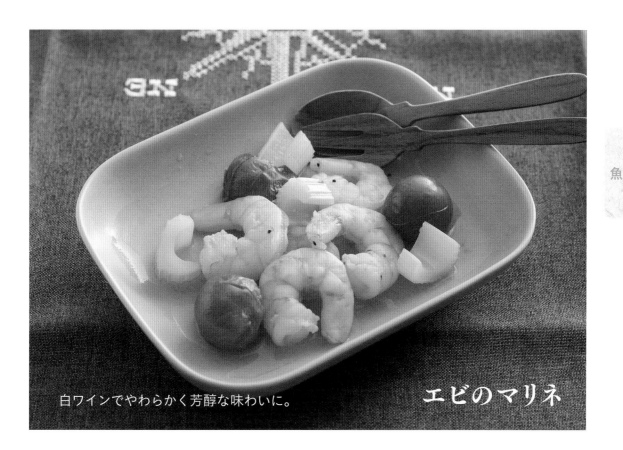

白ワインでやわらかく芳醇な味わいに。

エビのマリネ

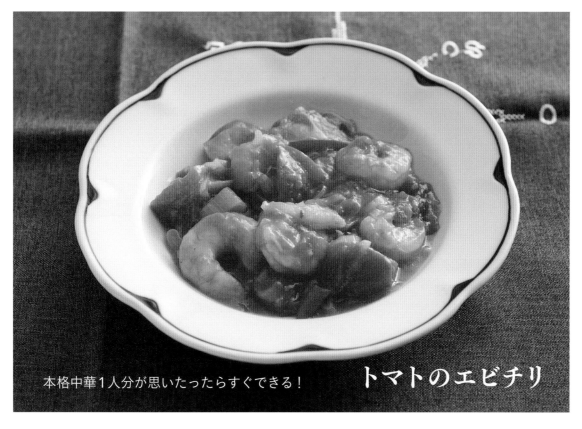

本格中華1人分が思いたったらすぐできる！

トマトのエビチリ

イカの旨煮

1人分			
エネルギー：161kcal		タンパク質：	20.8g
食物繊維：	9.8g	食塩相当量：	1.8g

材料 （1人分）

イカ（内臓を除いたもの）………… 100g
じゃがいも ………………… 1個（100g）
グリーンピース（冷凍）……… 大さじ1
A しょうゆ、砂糖 …… 各大さじ1/2
B ┌ 水 ……………………………… 小さじ1
　└ 片栗粉 ……………………… 小さじ1/2

作り方

① イカは2cm輪切りにする。じゃがいもは2cm幅に切る。
② 耐熱袋に①、グリーンピース、Aを入れる。
③ 電子レンジで2分〜2分30秒加熱する。Bを煮汁に加え混ぜ、余熱でとろみをつける。

POINT

イカは高タンパクかつ低カロリーなので便利な食材。余熱でとろみをつけ、味をイカに絡ませるのがポイントです。

一口メモ　イカは輪切りにします。ゲソを使う場合も、切って使うことで破裂防止の切り目は不要になります。

ほたてのレンジ蒸し

1人分			
エネルギー：	84kcal	タンパク質：	11.3g
食物繊維：	2.9g	食塩相当量：	1.0g

材料 （1人分）

ほたて（刺身用）…………… 3個（60g）
ブロッコリー ……………… 1/4株（50g）
ミニトマト ……………………………… 3個
A ┌ 酒、しょうゆ、バター
　└ …………………………… 各小さじ1/2

作り方

① ブロッコリーは小房に分ける。ミニトマトはヘタをとり穴を開ける。
② クッキングシートにほたて、①、Aを入れて包む。
③ 電子レンジで3〜4分加熱する。

POINT

認知症の予防や改善に効果があることで一番注目されているのが、たこ・ほたて・鮭に含まれる、プラズマローゲンというリン脂質。ほたてのプラズマローゲンにはEPA（エイコサペンタエン酸）やDHA（ドコサヘキサエン酸）も含まれており、脳の老化を防ぐ栄養素を効果的にとることができます。

エビのマリネ

1人分		
エネルギー：112kcal	タンパク質：	22.0g
食物繊維： 0.8g	食塩相当量：	0.4g

材料 （1人分）

むきエビ ……………………… 5尾（100g）	
セロリ …………………… 1/4本（30g）	
ミニトマト ……………………… 3個	
A ┌ 白ワイン ………………… 大さじ1	
└ 顆粒洋風だし、コショウ … 各少々	

作り方

① セロリは乱切りにしておき、ミニトマトのヘタをとって穴を開けておく。
② 耐熱袋にエビ、①、Aを入れざっくり混ぜる。
③ 電子レンジで1分30秒加熱し、そのまま1分蒸らす。

POINT

エビにはカルシウム、カリウム、鉄、亜鉛、銅などのミネラル類、ビタミンEなどが多く含まれています。

トマトのエビチリ

1人分		
エネルギー：212kcal	タンパク質：	23.3g
食物繊維： 2.3g	食塩相当量：	1.5g

材料 （1人分）

むきエビ ………………… 5尾（100g）	
トマト …………………………… 小1個	
長ねぎ ………………… 5cm（15g）	
A ┌ トマトケチャップ ……… 大さじ1	
酒、片栗粉 ………… 各小さじ1	
しょうが（すりおろし）、砂糖	
……………………… 各小さじ1/2	
豆板醤 ………………… お好み	
鶏がらスープの素、ごま油	
└ ……………………… 各小さじ1/3	
ごま油 ……………………… 小さじ1	

作り方

① トマトは一口大に切る。長ねぎは小口切りにする。エビは片栗粉をまぶして酒をふる（分量外：各小さじ1/2）。
② 耐熱容器に①、Aを入れる。
③ ふんわりとラップをし、電子レンジで4分加熱する。仕上げにごま油を回しかける。

POINT

エビの赤色はアスタキサンチンによるもので、抗酸化作用や眼精疲労を緩和する働きがあるといわれています。トマトの赤色のリコピンは、生活習慣病予防や老化抑制にも効果が期待できます。

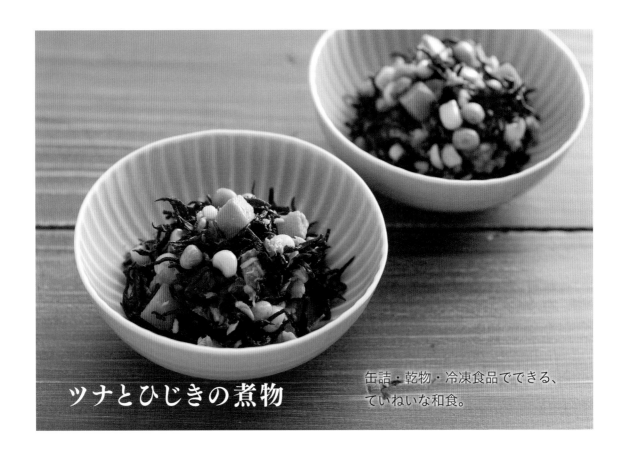

ツナとひじきの煮物

缶詰・乾物・冷凍食品でできる、
ていねいな和食。

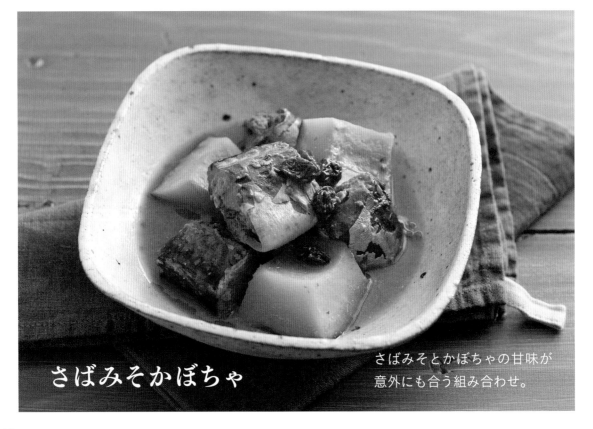

さばみそかぼちゃ

さばみそとかぼちゃの甘味が
意外にも合う組み合わせ。

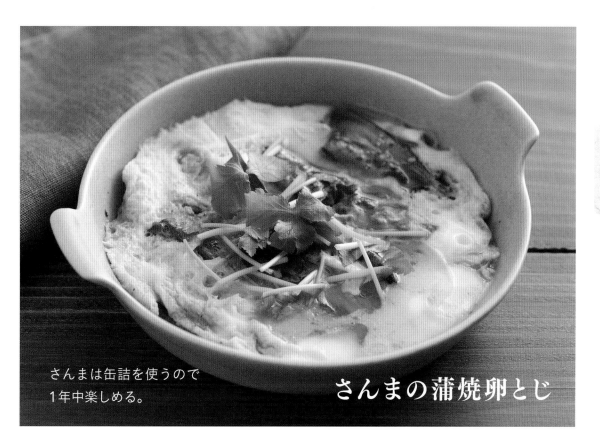

さんまは缶詰を使うので
1年中楽しめる。

さんまの蒲焼卵とじ

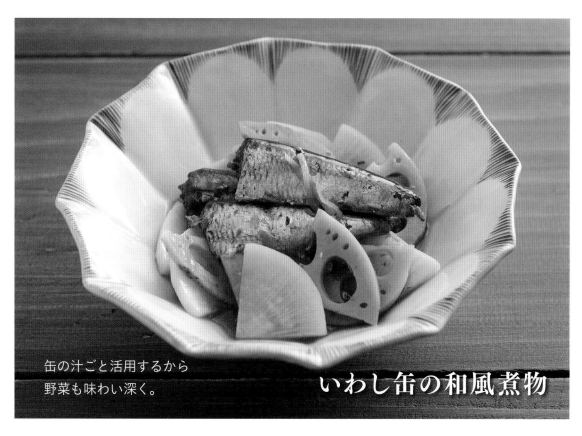

缶の汁ごと活用するから
野菜も味わい深く。

いわし缶の和風煮物

ツナとひじきの煮物

全量で			
エネルギー：110kcal	タンパク質：	14.6g
食物繊維： 8.1g	食塩相当量：	2.8g

材料 （作りやすい分量）

ひじき乾燥 ····························· 10g
ツナ缶 ······················· 1缶 (70g)
ミックスベジタブル (冷凍) ········· 50g
┌ 和風顆粒だし ············· 小さじ 1/4
A しょうゆ ····················· 小さじ 2
└ 水 ····························· 大さじ 1

作り方

① ひじきは水（分量外）で戻し、水気を切っておく。
② 耐熱袋に①、汁ごとツナ缶、A、ミックスベジタブルを入れる。
③ 電子レンジで 3 分加熱する。

POINT

ツナ缶の油や水煮の汁には、ビタミンやミネラル、旨味成分などが溶けています。ツナ缶の栄養を無駄なくとるには、缶の油や水煮の汁を残さず使うのがおすすめ。ドレッシングやパスタなどに使うと、風味も増します。

さばみそかぼちゃ

1人分			
エネルギー：495kcal	タンパク質：	33.2g
食物繊維： 3.7g	食塩相当量：	2.4g

材料 （1人分）

さばみそ缶 ······ 1缶 (内容総量190g)
かぼちゃ ····························· 100g
干しぶどう (なければアーモンド)
 ······································ 10粒
┌ 和風顆粒だし ············· 小さじ 1/4
A 水 ····························· 50mL
└ 塩、コショウ ··············· 各少々

作り方

① かぼちゃは 4cm 角に切る。
② 耐熱袋にかぼちゃ、干しぶどう、さばを缶汁ごと入れ、Aを加える。さばが大きいときは少しもみほぐす。
③ 電子レンジで 4〜5 分加熱する。

POINT

さばみそ缶の味を生かすので、簡単に作ることができ、かぼちゃとの相性も抜群です。EPAやDHAを多く含むので、主に循環器系に関わる生活習慣病の予防効果が期待できます。干しぶどうやアーモンドをアクセントに。

一口メモ かぼちゃは硬い皮を下にしておくのがポイント。竹串を刺してみてスーッと通れば出来上がりです。まだ硬い場合は、さらに電子レンジで30秒ずつ加熱します。冷凍でも加熱時間は変わりません。

さんまの蒲焼卵とじ

1人分			
エネルギー：363kcal	タンパク質：	29.8g
食物繊維： 0.5g	食塩相当量：	1.9g

材料 （1人分）

さんま蒲焼缶 … 1缶（内容総量100g）
溶き卵 ……………………………… 2個分
三つ葉 ………………………………… 5本

作り方

① 三つ葉は2cm長さに切る。

② 耐熱皿にさんま蒲焼缶を汁ごと入れ、溶き卵を回しかける。

③ ふんわりとラップをし、電子レンジで2分加熱する。粗熱がとれるまで冷まし、三つ葉を散らす。

POINT

三つ葉をはさみで切れば、包丁いらずです。さんまには、必須アミノ酸をバランスよく含んだ良質のタンパク質や、貧血防止に効果のある鉄分、粘膜を丈夫にするビタミンA、骨や歯の健康に欠かせないカルシウムとその吸収を助けるビタミンDも多く含まれており、シニア世代は、特に積極的にとりたい魚です。

いわし缶の和風煮物

1人分			
エネルギー：213kcal	タンパク質：	22.0g
食物繊維： 1.3g	食塩相当量：	1.7g

材料 （1人分）

いわし缶 ……… 1缶（内容総量100g）
れんこん ……………………………… 30g
大根 ……………………………… 3cm（50g）
┌ しょうゆ、みりん …… 各小さじ1
A 水 ……………………………… 大さじ1
└ しょうが（千切り） …………… お好み

作り方

① れんこん、大根は5mmのいちょう切りにする。

② 耐熱袋にいわし缶を汁ごと入れ、①、Aを加える。

③ 電子レンジで2分～2分30秒加熱する。

POINT

いわしは動脈硬化の予防にも繋がるEPA、皮膚炎の予防改善にはDHA、コレステロール値の正常化を助けるタウリン、アンチエイジングが期待できるペプチドと、生活習慣病予防の栄養素がたっぷり。

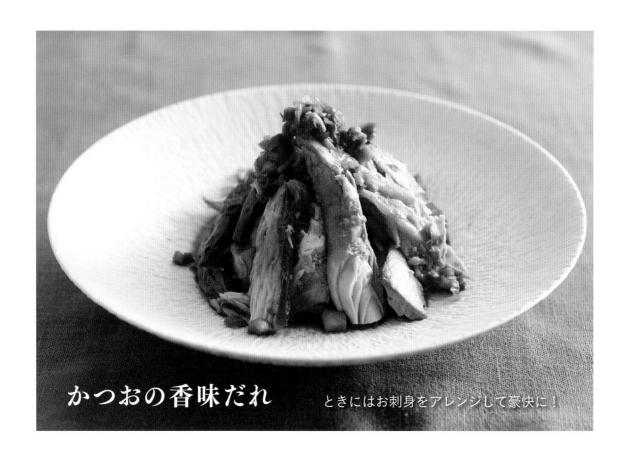

かつおの香味だれ

ときにはお刺身をアレンジして豪快に！

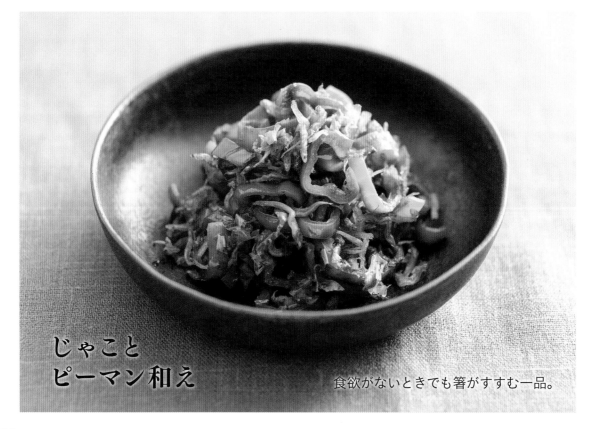

じゃことピーマン和え

食欲がないときでも箸がすすむ一品。

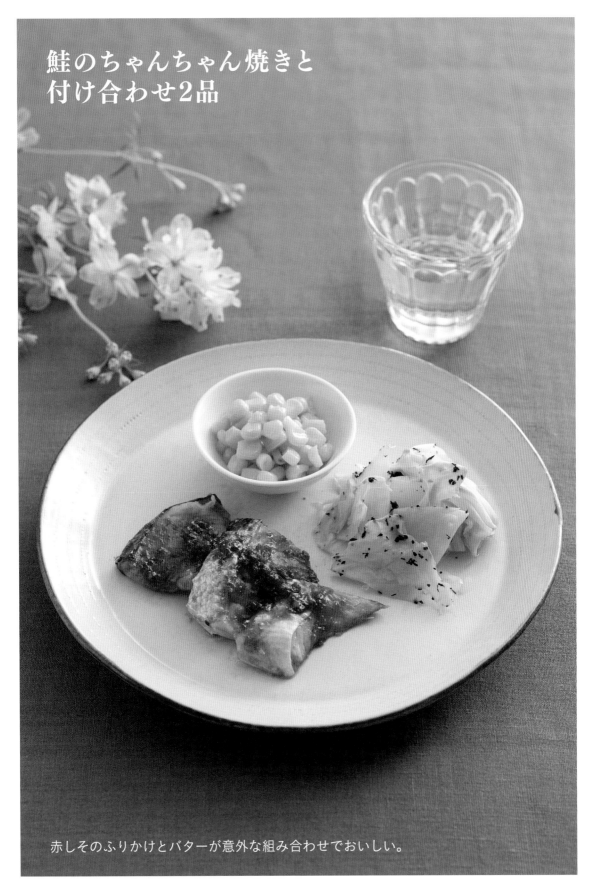

鮭のちゃんちゃん焼きと
付け合わせ2品

赤しそのふりかけとバターが意外な組み合わせでおいしい。

かつおの香味だれ

材料 （作りやすい分量）

かつお刺身 ……………… 1さく（180g）
しょうが ………………………… 1かけ
みょうが …………………………… 1本
A しょうゆ、酢 …………… 各大さじ1

作り方

① しょうが、みょうがはみじん切りにし、Aと混ぜ、たれを作る。かつおは塩少々（分量外）をふり、水気をふく。
② 耐熱袋にかつおを入れる。
③ 電子レンジで2分加熱する。そのまま粗熱をとり、手でかつおを裂いたらたれをかける。

POINT

かつおはビタミンA、Dの他、ビタミンB群を摂取することができます。オメガ3系脂肪酸のDHA・EPAも含まれます。パサパサにならないようレンジをかけすぎず、中はピンク色に仕上げるのがコツ。

一口メモ 春のかつおは「初鰹」、身は赤々としていて、味はあっさりとしているのが特徴です。秋のかつおは「戻り鰹」、脂がたっぷりとのっているのが特徴です。「初鰹」を使う場合は、ごま油をたれに足してもいいですね。

じゃことピーマン和え

材料 （1人分）

ピーマン ………………… 3個（90g）
じゃこ ……………………… 大さじ2
削り節 ………………………………… 2g
A ┌ ごま油、しょうゆ … 各大さじ1/2
　└ 砂糖 ………………… 小さじ1/2

作り方

① ピーマンは縦半分に切ってヘタと種をとり、横幅5mmに切る。
② 耐熱袋にピーマン、じゃこ、Aを入れる。
③ 電子レンジで2分加熱する。削り節をまぶす。

POINT

骨粗しょう症予防のため、カルシウムをアップするには「頭から尻尾まで」が合言葉。丸ごと食べられるじゃこはシニア世代の味方です。削り節はタンパク質が豊富で脂質と炭水化物が少ないので常備したい食材です。

鮭のちゃんちゃん焼きと
付け合わせ2品

1人分			
エネルギー：244kcal		タンパク質：	24.1g
食物繊維：	1.3g	食塩相当量：	1.7g

材料 （1人分）

鮭	1切れ（100g）
キャベツ	30g
コーン	大さじ1
┌ みそ	小さじ1
A 砂糖	大さじ1/2
└ しょうゆ、酒	各小さじ1/2
赤しそふりかけ	適宜
バター	10g

作り方

① 鮭は3等分に切る。キャベツはざく切りにする。

② 耐熱容器に鮭、**A**をのせる。耐熱カップ1個にキャベツ、赤しそふりかけを入れる。別の耐熱カップ1個にコーン、バターを入れる（写真②を参照）。

③ ふんわりとラップをし、電子レンジで3〜4分加熱する。

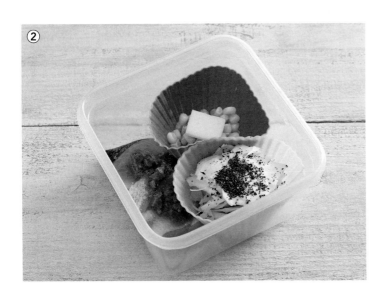

POINT

鮭は強い抗酸化作用を持つアスタキサンチンをはじめ、美容と健康にうれしいさまざまな栄養素を含むスーパーアンチエイジングフードです。耐熱カップを利用して同時加熱。お弁当のおかずにもおすすめ。

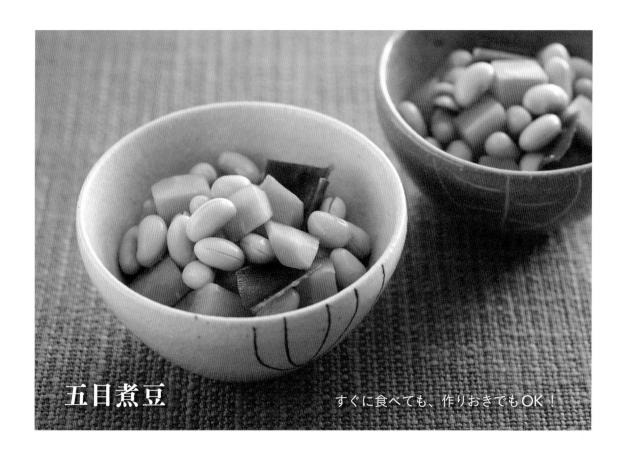

五目煮豆

すぐに食べても、作りおきでもOK！

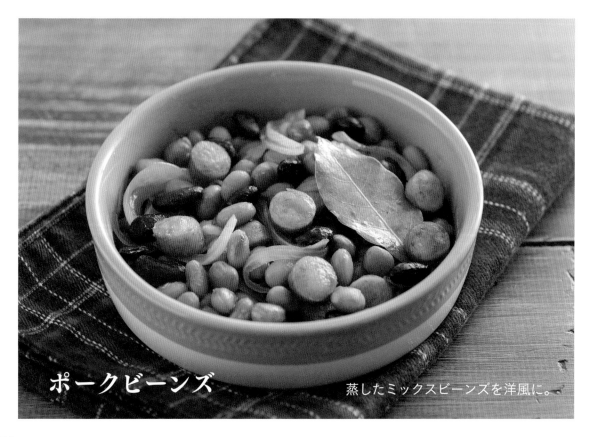

ポークビーンズ

蒸したミックスビーンズを洋風に。

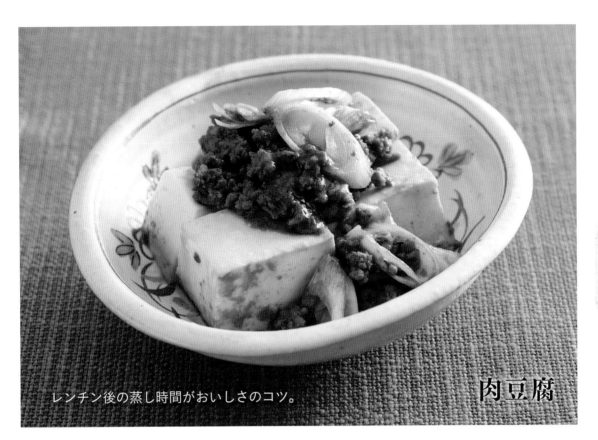

レンチン後の蒸し時間がおいしさのコツ。

肉豆腐

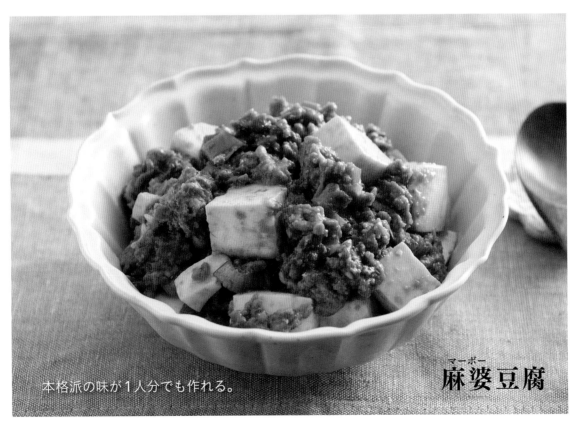

本格派の味が1人分でも作れる。

マーボー
麻婆豆腐

五目煮豆

全量で			
エネルギー：181kcal		タンパク質：	14.1g
食物繊維：	8.5g	食塩相当量：	2.3g

材料 （作りやすい分量）

大豆水煮 ……………………………… 100g
にんじん ………………………… 1/3 本 (50g)
昆布 ………………………… 5 cm × 5 cm 1 枚
┌ しょうゆ、砂糖 …… 各大さじ 1/2
A
└ 酒、水 ………………… 各大さじ 1

作り方

① にんじん、昆布は 1 cm 角に切る。
② 耐熱袋に A を入れ、全ての材料を加える。
③ 電子レンジで 3 分加熱し、そのまま閉じて 1 分蒸らす。

POINT

大豆に含まれる大豆イソフラボンを摂取することは、女性の骨を健康に保つために大切です。少し多めに作って保存してもいいでしょう。冷蔵で1週間、冷凍で1カ月保存可能です。

ポークビーンズ

1人分			
エネルギー：362kcal		タンパク質：	22.3g
食物繊維：	11.7g	食塩相当量：	3.3g

材料 （1 人分）

ソーセージ …………………… 2 本 (40g)
蒸しミックスビーンズ ………… 100g
玉ねぎ …………………… 1/4 個 (50g)
┌ ウスターソース ……… 大さじ 1/2
│ トマトケチャップ ………… 大さじ 1
A 鶏がらスープの素 …… 小さじ 1/2
│ ローリエ ……………………… 1 枚
└ コショウ ……………………… 少々

作り方

① ソーセージは 5 mm の輪切りにする。玉ねぎは薄切りにする。
② 耐熱袋に①と蒸しミックスビーンズ、A を入れ、混ぜ合わせる。
③ 電子レンジで 3 分加熱する。

POINT

そのまま食べられる蒸し大豆や蒸しミックスビーンズは、蒸して作られているので大豆の栄養素を逃がしません。女性ホルモンのように働くイソフラボン、脂肪の代謝を助けるビタミンB$_1$・B$_2$、老化予防のサポニンは水煮の大豆より高く含まれています。

肉豆腐

1人分	
エネルギー：277kcal	タンパク質： 21.0g
食物繊維： 2.4g	食塩相当量： 2.7g

材料（1人分）

合いびき肉	50g
木綿豆腐	1/2丁（150g）
長ねぎ	10cm（30g）
┌ しょうゆ、水	各大さじ1
A 砂糖、みりん	各小さじ1
└ 片栗粉	小さじ1/4

作り方

① 豆腐は横に4等分に切る。長ねぎは5mm幅斜め切りにする。ひき肉、Aを混ぜ合わせる。

② 耐熱容器に豆腐、ひき肉、ねぎの順に入れる。

③ ふんわりとラップをし、電子レンジで4分加熱する。ラップを少しあけ、ひき肉をほぐしながらざっと混ぜる。再びラップをし、そのまま1分加熱する。加熱後、袋に入れたままざっと混ぜたら、袋の口ををひねりそのまま1分蒸らして味をしみこませます。

POINT

豆腐と合いびき肉は相性抜群の組み合わせ。植物性タンパク質と動物性タンパク質が同時にとれ、口あたりがやさしいので、食欲があまりないときでも、気づいたらたくさん食べることができてしまいます。

麻婆豆腐
マーボー

1人分	
エネルギー：369kcal	タンパク質： 30.7g
食物繊維： 3.3g	食塩相当量： 3.6g

材料（1人分）

木綿豆腐	1/2丁（150g）
豚ひき肉	100g
長ねぎ	10cm（30g）
┌ しょうが、にんにく（みじん切り）	
	各小さじ1/2
A みそ、しょうゆ	
	各大さじ1/2
└ 豆板醤、片栗粉	各小さじ1
ごま油	小さじ1/2

作り方

① 豆腐は2cm角に切る。長ねぎは輪切りにする。

② 耐熱ボウルにひき肉、ねぎ、Aを入れ、よくもむ。ボウルの内側に均一に伸ばすように、はりつける。中央に豆腐を置く。

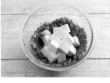
豆腐は内側に均一に。

③ ふんわりとラップをし、電子レンジで5分加熱する。豆腐を崩さないようにしながら、スプーンで大きく混ぜ、とろみが出てきたらごま油をかける。

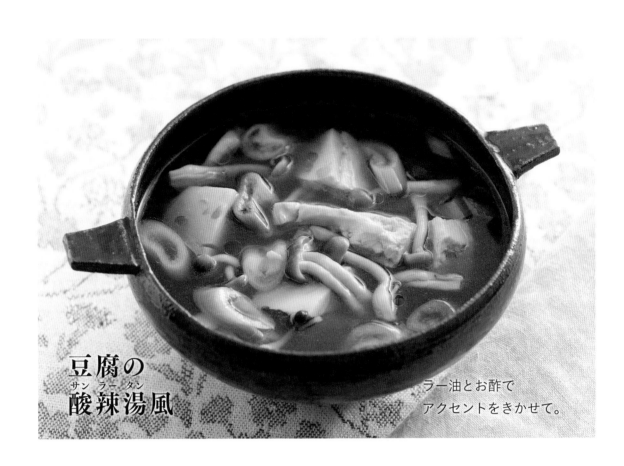

豆腐の
酸辣湯風
（サン ラー タン）

ラー油とお酢で
アクセントをきかせて。

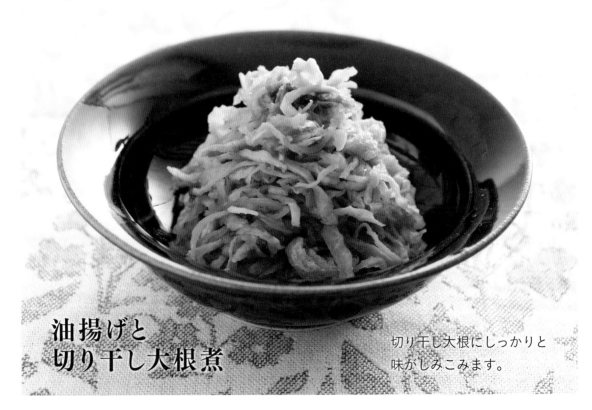

油揚げと
切り干し大根煮

切り干し大根にしっかりと
味がしみこみます。

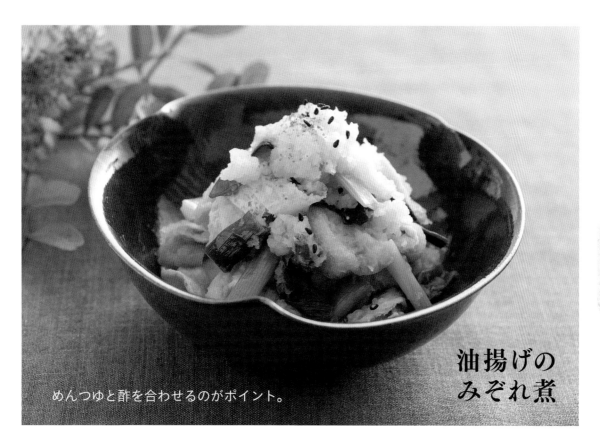

めんつゆと酢を合わせるのがポイント。

油揚げの
みぞれ煮

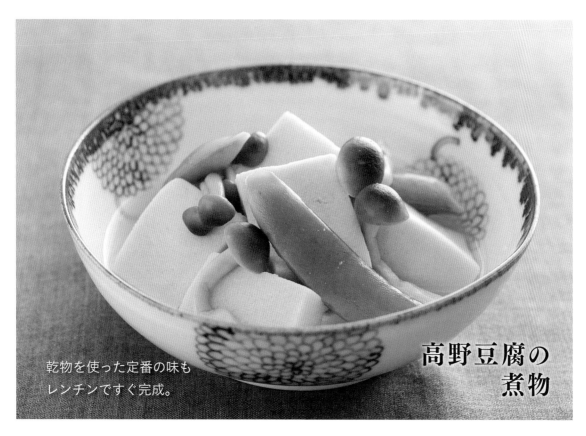

乾物を使った定番の味も
レンチンですぐ完成。

高野豆腐の
煮物

豆腐の酸辣湯風

<ruby>酸辣湯<rt>サンラータン</rt></ruby>

1人分		
エネルギー：174kcal	タンパク質：	12.4g
食物繊維： 3.1g	食塩相当量：	2.4g

材料（1人分）

木綿豆腐 ……………… 1/2丁（150g）
しめじ ……………………………… 30g
長ねぎ ………………… 5cm（15g）
┌ 鶏がらスープの素、しょうゆ、
A 　酒、ごま油 ……… 各小さじ1
└ 水 ……………………… 1カップ
酢 …………………………… 小さじ1
ラー油 ………………………… 適量

作り方

① しめじは小房に分けておく。長ねぎは幅5mmの斜め切りにする。
② 耐熱袋に豆腐を大きめに崩しながら、入れていく。①、Aを入れる。
③ 電子レンジで3分加熱する。お皿に移したら、酢、ラー油をかける。

POINT
酸味と辛味のあるスープが食欲をそそります。ちょっと元気になりたいときにもおすすめです。

油揚げと切り干し大根煮

1人分		
エネルギー：124kcal	タンパク質：	6.4g
食物繊維： 4.4g	食塩相当量：	1.3g

材料（1人分）

油揚げ ……………………………… 1/2枚
切り干し大根 ……………………… 20g
削り節 ……………………………… 2g
┌ 砂糖 ………………… 大さじ1/2
A しょうゆ ……………… 小さじ1
└ 和風だし …………… 小さじ1/4

作り方

① 油揚げは細切りにする。
② 耐熱袋に水1/2カップ（分量外）、A、全ての材料を入れる。
③ 電子レンジで3分加熱する。しばらくおいて、冷めるまで味をなじませる。

POINT
切り干し大根は水で戻さず使うことで、甘味が引き立ちます。加熱したら冷めるまでそのままにし、旨味を含ませます。

油揚げのみぞれ煮

1人分			
エネルギー：194kcal		タンパク質：	10.9g
食物繊維：	2.6g	食塩相当量：	1.8g

材料 （1人分）

油揚げ …………………………………	2枚
大根（すりおろし） ………	10cm（140g）
小ねぎ ………………………………	3本分
┌ めんつゆ（3倍濃縮）……	大さじ1
A └ 酢 …………………………………	小さじ1
七味唐辛子 …………………………	お好み

作り方

① 油揚げは1cmの短冊に切る。小ねぎは2cm長さに切る。

② 耐熱袋に①、大根、Aを入れる。

③ 電子レンジで2分加熱する。お好みで七味唐辛子をかける。

> POINT
>
> 植物性タンパク質や大豆イソフラボン、大豆サポニンなど大豆特有の栄養素が豊富に含まれている油揚げ。 カルシウムも豊富で、骨粗しょう症予防のためにもぜひとりたい食品です。

高野豆腐の煮物

1人分			
エネルギー：176kcal		タンパク質：	17.5g
食物繊維：	2.0g	食塩相当量：	0.9g

材料 （1人分）

高野豆腐 ……………………	2枚（32g）
しめじ ………………………………	30g
スナップエンドウ …………………	3本
┌ 水 …………………………………	200mL
A 白だし（市販品）……………	大さじ2
└ （市販品の表示を参考に）	

作り方

① 高野豆腐はパッケージの表記通りに戻し、水気を切って一口大に切る。しめじは石づきを切り落とし、手でほぐす。スナップエンドウはヘタとスジをとる。

② 耐熱袋に①、Aを入れる。

③ 電子レンジで3分加熱する。そのまま1分蒸らす。

> POINT
>
> 高野豆腐は、脂肪の代謝を促進する大豆サポニンや、女性ホルモンのエストロゲンと似た働きを持つ大豆イソフラボン、脳を活性化させるレシチン、老化を予防するビタミンE、さらにカルシウム、マグネシウム、鉄、亜鉛、食物繊維がバランスよく含まれているスーパーフードです。

大豆・豆腐

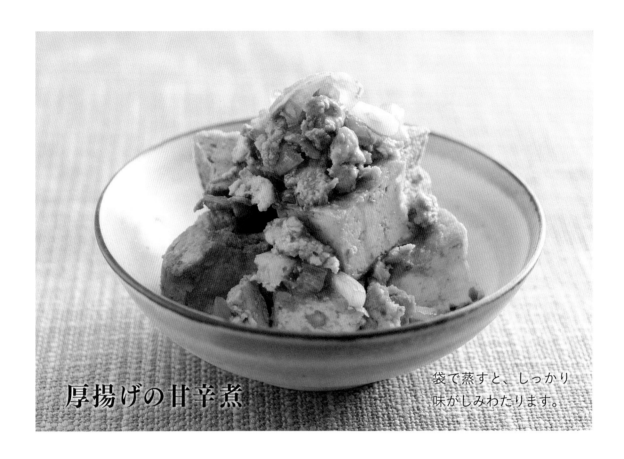

厚揚げの甘辛煮

袋で蒸すと、しっかり
味がしみわたります。

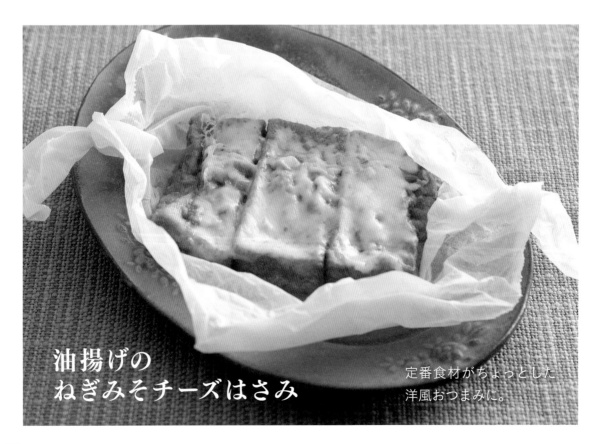

油揚げの
ねぎみそチーズはさみ

定番食材がちょっとした
洋風おつまみに。

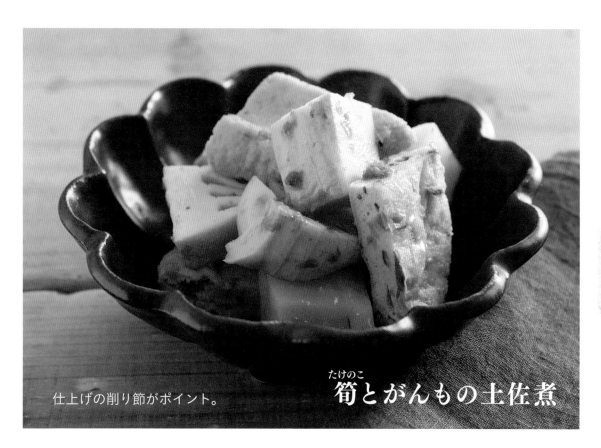

仕上げの削り節がポイント。

<ruby>筍<rt>たけのこ</rt></ruby>とがんもの土佐煮

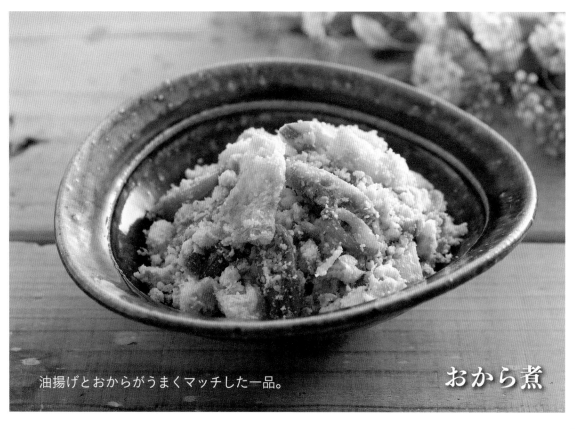

油揚げとおからがうまくマッチした一品。

おから煮

厚揚げの甘辛煮

1人分			
エネルギー：371kcal	タンパク質：	25.7g
食物繊維：	2.0g	食塩相当量：	1.5g

材料 （1人分）

厚揚げ	1枚（180g）
鶏ひき肉	30g
玉ねぎ	1/4個（50g）

┌ しょうゆ、みりん、酒
A　　　　　　　　　各大さじ1/2
└ 砂糖 ………………………… 小さじ1

作り方

① 厚揚げを一口大に切る。玉ねぎは幅5mm幅に薄切りにする。
② 耐熱袋にAを入れて混ぜ合わせたら、①、ひき肉の順に入れてさっと混ぜ合わせる。
③ 電子レンジで4分加熱する。袋をあけ、ひき肉をほぐしながらざっと混ぜる。袋の口をひねり、そのまま1分蒸らす。

POINT

あまったらご飯やうどん、そばにのせてリメイクしてもおいしくいただけます。

油揚げの
ねぎみそチーズはさみ

1人分			
エネルギー：343kcal	タンパク質：	24.3g
食物繊維：	1.9g	食塩相当量：	1.3g

材料 （1人分）

厚揚げ	180g
長ねぎ	5cm（15g）
チーズ（とろけるタイプ）	1枚
A みそ、みりん	小さじ1

作り方

① 厚揚げに深さ1/2くらいまで4辺に切り込みを入れ、くりぬく。くりぬいた部分と、粗みじん切りにしたねぎとAを混ぜ、くりぬいた厚揚げに入れる。チーズをのせる（写真①を参照）。
② クッキングシートに①を入れ、包む。
③ 電子レンジで3分加熱する。

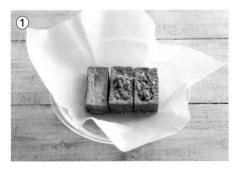

写真は3分割された厚揚げを使用していますが、大きな厚揚げ1枚の場合はそのまま、中をくりぬいて使います。

筍とがんもの土佐煮
（たけのこ）

1人分			
エネルギー：225kcal		タンパク質：	16.7g
食物繊維：	3.4g	食塩相当量：	0.9g

材料 （1人分）

筍水煮	100g
がんもどき	1個(80g)
削り節	2g
A 和風顆粒だし	小さじ1/3
しょうゆ	小さじ1/2
砂糖、酒	各小さじ1
水	50mL

作り方

① 筍は5cmくらいの食べやすい大きさに切る。がんもどきは1/4に切っておく。

② 耐熱袋にAを入れ混ぜ、①、削り節を入れる。

③ 電子レンジで3分加熱する。

大豆・豆腐

POINT

筍には野菜には珍しくタンパク質が含まれています。他にもカリウムや食物繊維に加えて、脳を活性化するチロシンも含まれています。

おから煮

1人分			
エネルギー：184kcal		タンパク質：	8.2g
食物繊維：	9.6g	食塩相当量：	1.3g

材料 （1人分）

生おから	80g
油揚げ	1/2枚(10g)
スナップエンドウ	3本
A 砂糖	小さじ1
しょうゆ、ごま油	各大さじ1/2

作り方

① 油揚げは半分にして細切りにする。スナップエンドウはヘタとスジをとって斜め切りにする。

② 耐熱袋にAを入れ混ぜ、①、おからを加えてさらに混ぜる。

③ 電子レンジで3分加熱する。

POINT

おからは、タンパク質や食物繊維、マグネシウム、カルシウム、ビタミンB₂などの栄養素が多く含まれます。

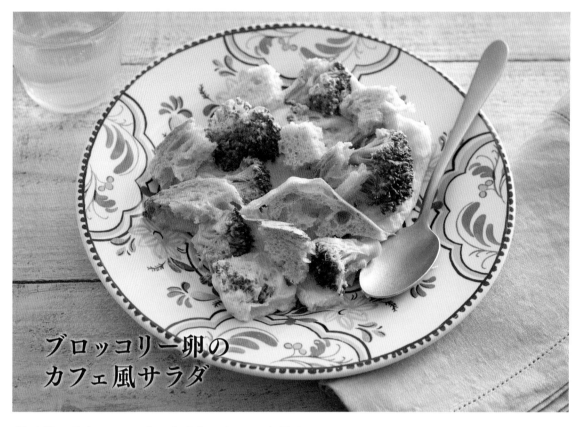

ブロッコリー卵の
カフェ風サラダ

卵は袋に入れてレンチンすると、とってもラク。

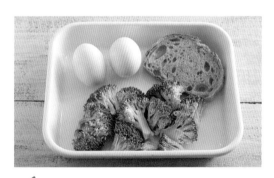

1. 切る

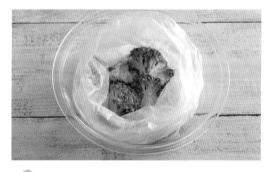

2. 詰める

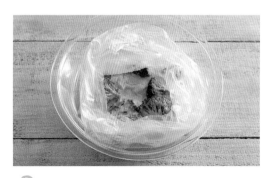

3. レンチン

作り方は P.88

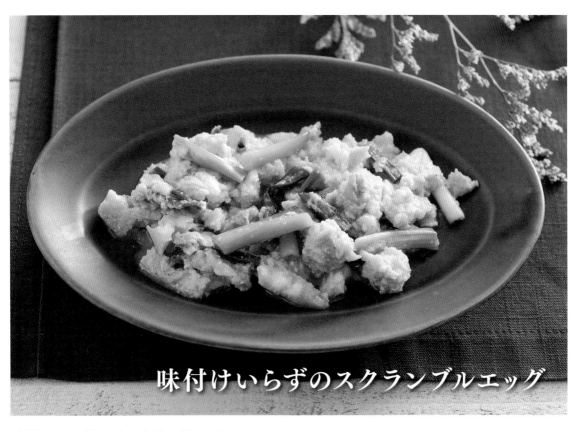

味付けいらずのスクランブルエッグ

卵

時間のない朝にピッタリの袋×卵メニュー。

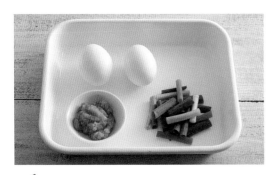

1. 切る

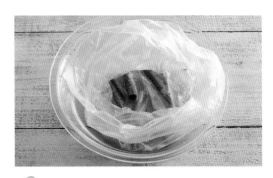

2. 詰める

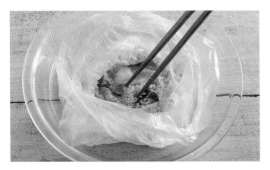

3. レンチン

作り方はP.89

ブロッコリー卵の
カフェ風サラダ

1人分			
エネルギー：315kcal		タンパク質：	17.2g
食物繊維：	3.1g	食塩相当量：	1.7g

材料 （1人分）

卵 ……………………………………… 2個
ブロッコリー …………… 1/4 株（50g）
バゲット ……………………………… 1 枚分
A ┌ マヨネーズ ………………… 大さじ 1
　└ 鶏がらスープの素 …… 小さじ 1/2

作り方

① ブロッコリーは小房に分ける。
② 耐熱袋に卵、Aを入れてもみ、①を加える。
③ 電子レンジで 2 分加熱する。袋から器に出し、バゲットを手でちぎり入れて、出来上がり。

POINT

完全栄養食といわれる卵はビタミンCと食物繊維は含まれていないため、それらを含むブロッコリーとは相性抜群。カフェ風にバゲットを入れて。ランチにも。

袋と卵があればラクラク調理

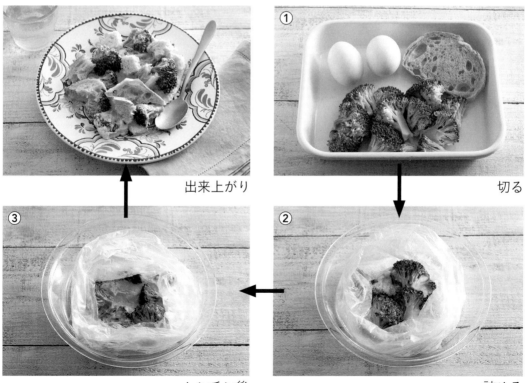

出来上がり

① 切る

③ レンチン後

② 詰める

味付けいらずの
スクランブルエッグ

1人分		
エネルギー：180kcal	タンパク質：	18.6g
食物繊維： 0.2g	食塩相当量：	2.1g

材料 （1人分）

卵 ……………………………………… 2個
辛子明太子 …………………………… 30g
小ねぎ ………………………………… 2本

作り方

① 辛子明太子はほぐしておく。小ねぎは
   2cmぐらいの長さに切る。
② 袋に卵を入れてもみ、①を入れる。
③ 電子レンジで1分加熱する。袋をあ
   け、箸でさっくり混ぜる。

POINT
辛子明太子の味がしっかりしているので、調味料は不要です。

卵

袋と卵があればラクラク調理

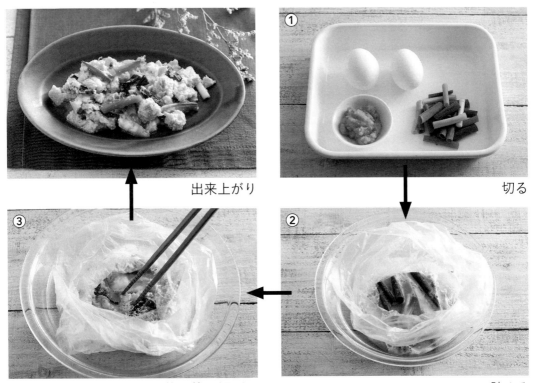

出来上がり

切る

レンチン後、箸で混ぜる

詰める

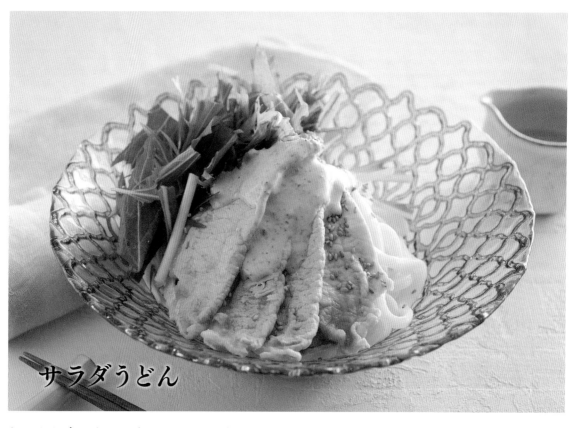

サラダうどん

しっかり食べたいときのランチにピッタリ！

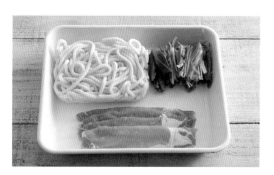

1. 切る

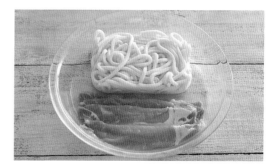

2. 並べる

3. レンチン

作り方は P.92

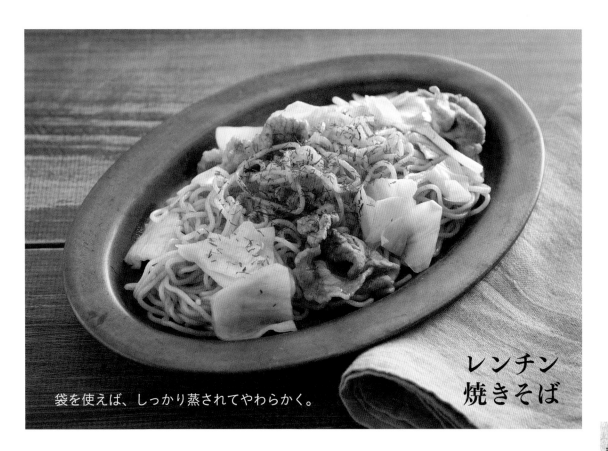

袋を使えば、しっかり蒸されてやわらかく。

レンチン
焼きそば

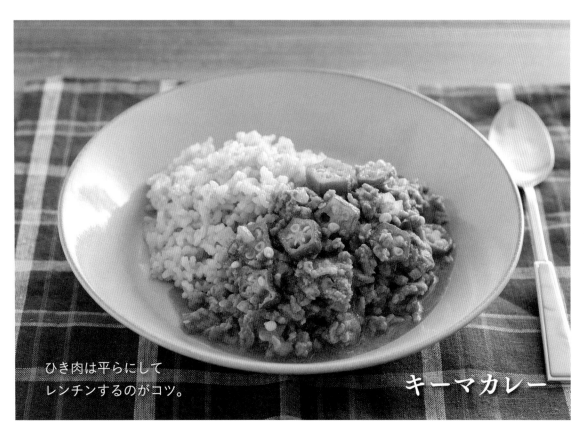

ひき肉は平らにして
レンチンするのがコツ。

キーマカレー

サラダうどん

1人分		
エネルギー：574kcal	タンパク質：	23.7g
食物繊維： 4.4g	食塩相当量：	2.3g

材料（1人分）

冷凍うどん ……………… 1玉（200g）

豚肉しゃぶしゃぶ用 ………………… 80g

水菜 ………………………… 1株 20g

A ┌ ごまだれ（市販品）……… 大さじ2
　└ マヨネーズ ……………… 大さじ1

白ごま ………………………… お好み

作り方

① 水菜は根元を切り、4cm長さに切る。Aを混ぜておく。

② 耐熱皿にうどんを入れ、豚肉を均一に広げる。

③ ふんわりとラップをし、電子レンジで3～5分加熱する（市販品の表示を参考に）。うどんは冷水で洗う。水気をきって器に盛り、豚肉と水菜をのせてAをかけ、出来上がり。お好みで白ごまをふる。

レンチン焼きそば

1人分		
エネルギー：356kcal	タンパク質：	17.4g
食物繊維： 5.1g	食塩相当量：	2.9g

材料（1人分）

豚こま肉 ………………………… 50g

キャベツ ………………………… 30g

中華蒸し麺 ………………………… 1玉

A ┌ 中濃ソース ……………… 大さじ2
　└ 鶏がらスープの素 …… 小さじ1/3

青のり ………………………… お好み

作り方

① 豚こま、キャベツは食べやすい大きさに切っておく。

② 耐熱袋に①、麺、Aを入れ、耐熱皿に置く（P.93写真②を参照）。

③ 電子レンジで4分加熱し、ふきんの上からよくもんで完成。お好みで青のりをふる（P.93写真③を参照）。

キーマカレー

1人分		
エネルギー：253kcal	タンパク質：	19.2g
食物繊維： 2.9g	食塩相当量：	1.0g

材料 （1人分）

豚ひき肉 ………………………………… 100g
おくら …………………………………… 2本
玉ねぎ ………………………… 1/4個 (50g)
┌ カレー粉 …………… 小さじ1と1/2
│ トマトケチャップ …… 大さじ1/2
A 顆粒洋風だし ………… 小さじ1/2
│ 水 ……………………………… 40mL
└ 塩・コショウ ……………………… 各少々
ご飯やパン ………………………… お好み

作り方

① おくらは輪切りにし、玉ねぎは粗みじん切りにする。

② 耐熱袋にひき肉を入れ、平らにする。上に①、Aをのせる。

③ 電子レンジで3分加熱し、さっくり混ぜ合わせたら、出来上がり。お好みでご飯やパンと合わせる。

麺・飯

POINT

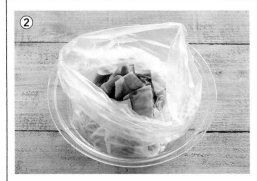

② レンチン焼きそばは、材料を袋に入れて。まるでキャンプめし！簡単です。

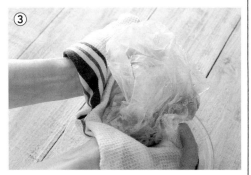

③ 加熱後ふきんの上からよくもんで味をなじませます。

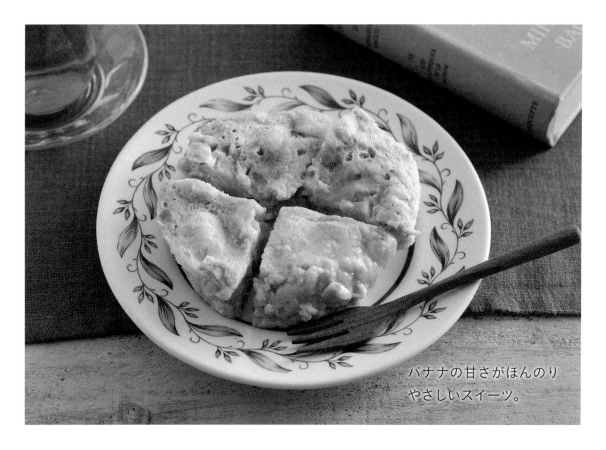

バナナの甘さがほんのり
やさしいスイーツ。

おから
バナナケーキ

1人分			
エネルギー：190kcal	タンパク質：	9.0g
食物繊維：	4.6g	食塩相当量：	0.2g

材料（1人分）

容器：耐熱容器 300mL
　　　直径11×高さ5cm

生おから ……………………………… 30g
バナナ ……………………… 1本（100g）
卵 …………………………………………… 1個

作り方

① 袋に生おから、卵を入れ、よくつぶして混ぜる。バナナを加えてお好みの大きさにつぶす。

② 耐熱容器に材料を入れ、数回トントンと振動を与えて材料の空気を抜く。

③ ラップをせずに電子レンジで2分加熱する。冷めたら容器から出し、切る。

※ 容器の6分目までが材料を入れる目安です。

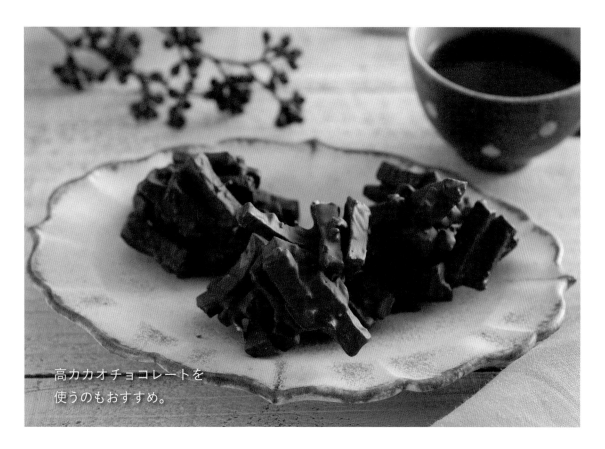

高カカオチョコレートを
使うのもおすすめ。

高野豆腐
クランチチョコ

1人分			
エネルギー：446kcal		タンパク質：	14.5g
食物繊維：	3.9g	食塩相当量：	0.3g

材料（1人分）

高野豆腐 ························· 1個（16g）
チョコレート ···························· 50g
アーモンド ······························· 5粒

作り方

① 高野豆腐は水に戻し、しっかり絞って
5mm角に切る。

② クッキングシートにのせて電子レンジ
で5分加熱する。

③ アーモンドは砕いて、湯せんで溶かし
たチョコレートに入れる。②をつけて
スプーンで絡め、クッキングシートに
並べて冷蔵庫で冷やして固める。

〈著者略歴〉

麻生れいみ (あそう・れいみ)

管理栄養士。東京医療保健大学大学院修了、医療栄養学修士。大手企業の特定保健指導・栄養相談を務める傍ら、病院の臨床研究において栄養療法を監修。医療と予防医学、栄養学を深く結びつける役割を担うべく、料理研究を行う。著書に『疲れない体を手に入れる 女性のための鉄分ごはん 80』、共著に『東北大式！毎日おいしい「腎機能改善」レンチンおかず』（以上、PHP 研究所）ほか、多数。

一皿でしっかり栄養がとれる！
70歳からの1人分レンチンおかず

2023年6月12日　第1版第1刷発行
2024年7月16日　第1版第3刷発行

著　者　麻生れいみ
発行者　村上雅基
発行所　株式会社PHP研究所
　　　　京都本部　〒601-8411　京都市南区西九条北ノ内町11
　　　　〔内容のお問い合わせは〕暮らしデザイン出版部 ☎075-681-8732
　　　　〔購入のお問い合わせは〕普　及　グ　ル　ー　プ ☎075-681-8818
印刷所　株式会社光邦
製本所　東京美術紙工協業組合